La Acomodación, Presbicia y su manejo interdisciplinar

Luís García Expósito
María de los Reyes García Portilla
María del Rosario Portilla Andrade

Estos apuntes son una continuación de los anteriores y, como ellos, sencillamente son unas anotaciones personales y relativamente actualizadas desde mis primeros conocimientos sobre la acomodación del ojo humano.

Los he realizado, inicialmente, en formato Pdf. No obstante, la editorial los cambia a epub. En cualquier caso se pueden convertir a otros formatos y, de esta manera, ser modificados de acuerdo a los gustos, preferencia y conocimientos de cada lector.

No lleva un índice muy detallado porque todos los formatos permiten la búsqueda de palabras.

Hoy, días de San Anselmo, San Apolonio de Roma y del irlandés San Maelrubo;

21 de Abril de 2012, doy por finalizada esta pequeña actualización sobre la Acomodación, la presbicia y su manejo multidisciplinar.

Actualizado parcialmente el 24 de Octubre del 2018

ÍNDICE aproximado

ACOMODACIÓN

El sistema dióptrico del ojo emétrope lleva los rayos paralelos de luz hacia un foco situado sobre la retina sin ningún esfuerzo; también la profundidad de foco del ojo permite una cierta cantidad de amplitud si desplazamos la distancia del objeto al foco y que éste disminuye al aproximar el objeto hacia el ojo. Es evidente que si el ojo funciona adecuadamente debe ser capaz de variar su foco para permitir que los objetos cercanos a la mano se vean con claridad.

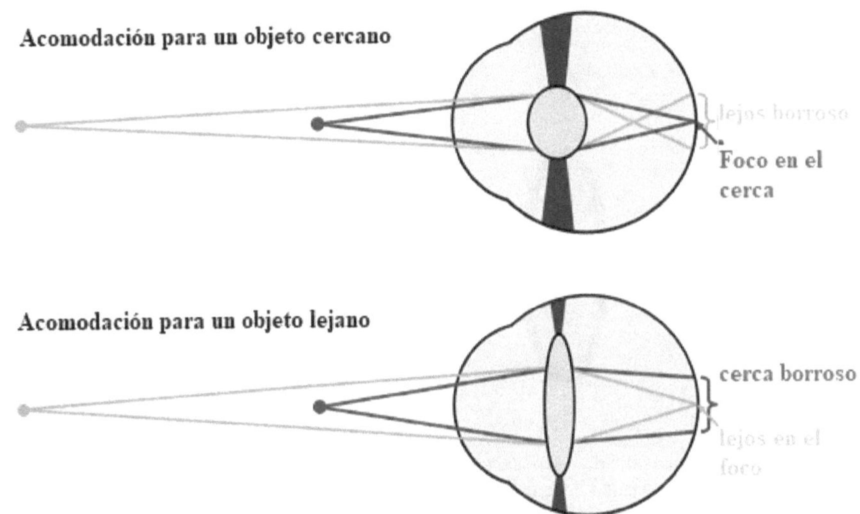

Así, en el esquema, los rayo paralelos que provienen de un objeto situado (teóricamente) en el infinito se focalizan sobre la retina (r); si el objeto se acerca a A, la imagen se formará en el punto conjugado A´ por detrás de la retina y los grandes círculos de difusión que se forman sobre la retina sólo permitirán una visión borrosa. El mecanismo que permite aumentar la potencia convergente para que se pueda distinguir una imagen (el foco se trae desde A´ hasta r) se denomina *Acomodación*.

La palabra *acomodación* es un término relativamente reciente y fue introducida en 1841 por C.A. Burow en su publicación Berträge zur Physiologie und Physik des menschlieken Auges (Berlín, p 212, 1841). En los libros de texto anteriores como el de Johannes Müller "Handbuch der Physiologie des Menschen für Vorlesungen (Coblenz, 1835-40) se utilizaba el término "adaptación" que actualmente se acepta con connotaciones de cambios en la sensibilidad de la retina a las variaciones de la intensidad de la luz, mientras que otros autores utilizaron diversos circunloquios.

Donders (1864) la definió como la propiedad que tiene el ojo de autoañadirse una lente convergente; Pascal (1952) como la capacidad para aumentar el poder refractivo del ojo por encima de su potencia estática, y Maddock RJ et al (1981) como la capacidad del ojo para variar su potencia refractiva con el objetivo de conseguir un enfoque retiniano de objetos situados a diferentes distancias.

Con respecto a su desarrollo Brookman KE (1983), mediante retinoscopia dinámica, comprobó que los recién nacidos ejecutan respuestas razonablemente adecuadas a débiles estímulos dióptricos; de la 2 a la 8 semana disminuye la precisión de la acomodación para aumentar posteriormente hasta alcanzar niveles casi de adultos a la 16-20 semanas.

Existen pocas cuestiones sobre las que se hayan vertido tantas opiniones como sobre el mecanismo de la acomodación. El gran fisiólogo francés, François Magendie (1816), al comprobar que la imagen en la esclera de un conejo albino no cambiaba con la distancia del objeto al ojo, mantuvo que no existía la acomodación y que el ojo difería de otros sistemas ópticos en que poseía la facultad de conducir objetos situados a distancias diferentes a un plano focal simple. Otros como Phillippe de la Hire (1685) encontraron que esto es más o menos cierto, pero propuso que los objetos se percibían porque "están" a pesar de una inadecuada excitación sensorial. De manera similar, el anatomista Treviranus (1828) creía que el cristalino con sus varias capas tenía un foco universal. Jaques Charles François Sturm (1845), partiendo de la naturaleza astigmática de las superficies refractivas oculares, consideró que la visión nítida era posible en ausencia de cualquier mecanismo de ajuste en la retina situada entre los dos puntos focales.

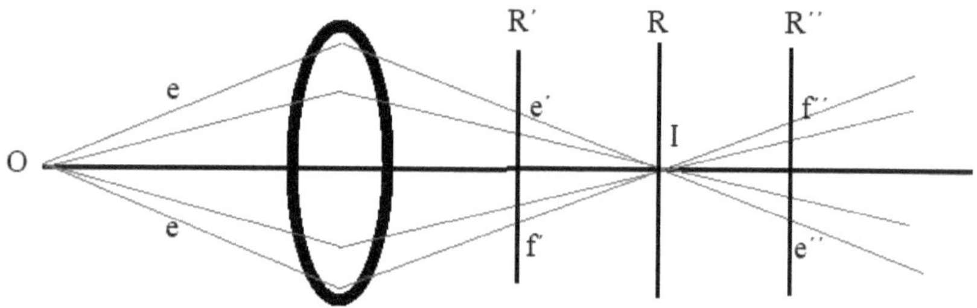

La existencia de un mecanismo de acomodación se apoya en los experimentos clásicos pero ignorados durante mucho tiempo del jesuita Scheiner (1619). Se realizan dos agujeritos en una tarjeta separados por una distancia menor del diámetro pupilar y del ojo, mirando a través de ellos, se focaliza una aguja situada en ángulo recto a la línea que une ambos agujeros; la aguja se aprecia como una. Sin embargo, si el ojo focaliza cualquier otro objeto situado por detrás o por delante, la aguja aparece como doble. Si se realizan tres agujeros se ven tres agujas, y así sucesivamente.

La explicación se encuentra en el esquema anterior. Si perforamos la tarjeta en e y f, el objeto O se alcanza en el foco de una pantalla R en I, donde aparece una imagen. Si cambiamos la pantalla a R´o R´´ aparecerán dos imágenes e´f´y e´´f´´. Por tanto el experimento indica que en el ojo existe un mecanismo de control del foco. La explicación verdadera de este experimento clásico fue ofrecida por William Porterfield (1759) quien propuso que la acomodación se efectuaba por un cambio en el cristalino.

Se han propuesto varias hipótesis para explicar racionalmente la acomodación. El gran fisiólogo alemán Albrecht von Haller (1763) consideraba que la contracción de la pupila disminuía el círculo de borrosidad lo suficiente como para tener en cuenta este fenómeno; este mecanismo recuerda al de la cámara oscura que se encuentra en algunos animales pero que se niega en el caso del hombre por el hecho de que el agujero estenopéico, más pequeño que la propia pupila, no permite distinguir los objetos cercanos cuando el ojo se encuentra mirando al lejos. Otros autores sugirieron que una elongación del globo por acción de los músculos extra-oculares era el responsable de la acomodación, esta hipótesis la inició J. Chr. Storm (1697) y tuvo el apoyo de autoridades como Hosack (1794) y Listing (1853); éste es el método adoptado por las cámaras fotográficas más antiguas en las que para alterar el foco se movía la placa fotográfica y también es el mecanismo que actúa en los moluscos. Fue la explicación más popular que se mantuvo durante siglo y medio, pero su presencia en el hombre fue descartado por Thomas Young (1801). Este gran investigador experimental que contribuyó muchísimo a la ciencia de la visión, presentó su primer trabajo a este respecto a la Royal Society de Londres en 1793 y por ello fue elegido Fellowship de esta sociedad unos pocos días antes de cumplir los 21 años, y su contribución principal apareció en 1801. Como tenía los ojos saltones fue capaz de colocarse un anillo en el ángulo interno de la órbita presionando contra el globo y un segundo anillo presionando sobre la esclera en la región macular. La presión del último estimulaba la retina produciendo unas manchas brillantes en el campo visual debido a fosfenos mecánicos, pero forzando la acomodación ninguno de los anillos se desplazaba ni alteraban las imágenes por la presión, demostrando que no se producía ninguna elongación axial. La teoría de Lobé (1742), apoyada vigorosamente por Home (1795), de que se producía una alteración en la curvatura corneal para la visión próxima también fue invalidada por Young al mostrar que se conservaba inalterable la potencia de la acomodación si se eliminaba la refracción corneal por medio de su unión con una lente de cristal (virtualmente una lente de contacto rígida) y rellenando el espacio entre ellas con agua; debemos apuntar que aunque estas investigaciones eran correctas, al considerar el posible ligero cambio de curvatura corneal que se produce con la acomodación, ésta debería ser del orden de 6´8 mm para tener el efecto deseado. Hoy día se niega el cambio de curvatura corneal durante la acomodación.

Sólo quedaba el cristalino. La hipótesis original de Kepler (1611) de que los cambios en el foco se producía por un desplazamiento hacia atrás o hacia delante del cristalino (como se produce en algunos peces) recibió el apoyo de muchas autoridades como Scheiner (1619), Johannes Müller (1826) y Burow (1841), hasta que se demostró que se requería de un desplazamiento imposible de realizar para conseguir los cambios requeridos en el foco; realmente debería de producirse un movimiento de 10 mm. La posibilidad de que la acomodación se acompañase de un cambio en la forma del cristalino fue lo sugerido pero no demostrado por Descarte (1677); Porterfield (1759) mostró que podía producirse y recibió el apoyo de John Hunter en la Croonian Lecture que se pronunció ante la Royal Society de Londres en 1794, después de su muerte acaecida en 1793. Como la musculatura ciliar aún no se había descubierto, Hunter consideró al cristalino como un músculo por sus estudios del cristalino de la jibia, una hipótesis que también fue adoptada por Thomas Young (el "músculo cristaliniano" de Leeuwenhoek). Young demostró que lo más probable era el cambio de forma del cristalino en sus investigaciones sobre la aberración de la luz en la periferia de la pupila, esta conclusión se encontraba apoyada por la comprobación de Porterfield de que los pacientes afáquicos carecían de acomodación. Sin embargo estas investigaciones no recibieron demasiada atención hasta que Langenbeck (1849) mostró que las imágenes reflejas, descritas originariamente por Purkinje, formadas en la superficie del cristalino se alteraban con la acomodación. Cramer (1851), mediante la estimulación eléctrica de ojos de animales, fue capaz de demostrar que los cambios en el cristalino eran el resultado de una actividad muscular; pensó que el músculo ciliar tiraba de la coroides hacia delante con lo que el vítreo empuja al cristalino cuya periferia se quedaba en su lugar mantenido por la contracción pupilar, mientras que el área central se abomba hacia fuera. Este empuje hacia delante producido por la contracción del músculo ciliar fue comprobado por Hensen y Völckers (1873) quienes en sus clásicos trabajos realizados en gatos, monos y en el hombre, mostraron que al insertar dos agujas a través de la esclera en el cuerpo ciliar y estimular electricamente esta musculatura, se producía un movimiento hacia atrás de sus extremos libres, indicando un movimiento hacia adelante de la punta enterrada; von Graefe (1860) refutó las acción restrictiva de la pupila al demostrar la existencia de una amplitud completa de la acomodación en un caso de aniridia.

Poco después, von Helmholtz (1853-56) ideó una técnica para el análisis científico del cambio en la forma del cristalino y propuso una sencilla teoría mecánica para su medición.

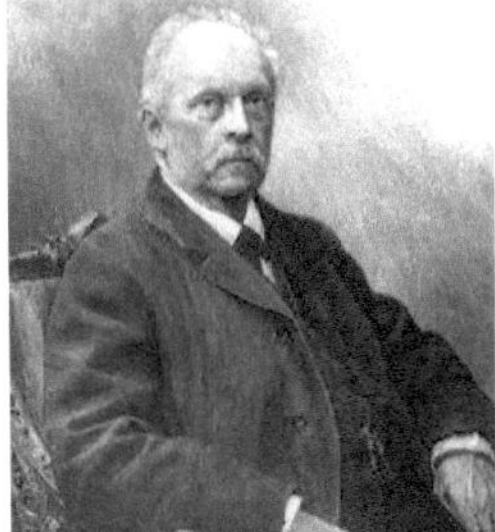

El tamaño de la imagen en un espejo curvo de cualquier objeto varía con el radio de curvatura del espejo y por medio del facoscopio, utilizando dos cuadrados luminosos como objetos, von Helmholtz fue capaz de mostrar que la acción de la acomodación se acompaña de un aumento de la curvatura de ambas superficies del cristalino y de un aumento de su grosor. Aunque las imágenes muestran que la convexidad corneal aumenta ligeramente, el cambio no es de suficiente entidad como para alterar el foco y ser el responsable de la convergencia. Consideró que el cristalino era elástico y que se encontraba bajo la tensión de la musculatura ciliar cuya relajación le permitía hacerse más convexo. Como veremos, este sencillo mecanismo aunque apoyado entusiásticamente por Carl von Hess (1896-1904), tuvo la oposición de Tscherning quien pensaba que la contracción del músculo ciliar podía aumentar la tensión en la zónula. Concluyó que el cristalino, en la acomodación, se hacía más plano en su periferia y abultado conoidalmente hacia delante en la región de su eje y, aceptando la hipótesis de Cramer, encontró el apoyo de Pflugk (1906); postuló que esto se debía a la presión del vítreo que era contrarrestado en la periferia por la tensión en la zónula. En su día, esta teoría, opuesta a la del von Helmholtz, levantó una tormenta de discusiones. La forma conoidal de la región axial durante la acomodación fue corroborada por Gullstrand en su estudio sobre la acomodación intracapsular del cristalino. En el primer examen microscópico del cristalino, van Leeuwenhoek sugirió que la cápsula tenía propiedades musculares que podían cambiar la forma de este órgano y Vinslow (1732), Wintringham (1740), Thomas Young (1793) y Bowmann (1849) señalaron variaciones en su grosor y elasticidad. Más tarde, Gullstrand negó la hipótesis de von Helmholtz de que el propio cristalino era elástico pero consideró que la fuerza opuesta al músculo ciliar era la elasticidad de la cápsula y Fincham explicó la forma característica del cristalino acomodado por la capacidad de moldeamiento de esta membrana determinada por su configuración peculiar. Es difícil aceptar que todo sea tan simple y Kikkawa y Sato (1963) y Fisher (1969) han demostrado que la sustancia del cristalino posee alguna elasticidad inherente que, oponiéndose a la de la cápsula, determina el cambio de su forma en una compensación de tensión en un balance entre las dos.

El mecanismo de la acomodación

Una teoría adecuada del mecanismo de la acomodación en el hombre debe de ser capaz de explicar los cambios que se observan durante ella y, además, dar una explicación razonable de su declive con la edad.

Componentes de la acomodación

En la acomodación podemos distinguir cuatro componentes:

1.- Acomodación tónica que también se denomina acomodación de reposo. Es la que se presenta en ausencia de estímulos como sucede durante la oscuridad. Se relaciona con la miopía nocturna.

2.- Acomodación de la convergencia. Se relaciona con los cambios en la vergencia como consecuencia de la unión neural de la vergencia fusional con el sistema acomodativo.

3.- Acomodación proximal, inducida por la sensación de cercanía como ocurre al mirar en instrumentos enfocados al infinito (microscopios, telescopios, etc).

4.- Acomodación refleja. Es la que utilizamos habitualmente en respuesta a la borrosidad del objeto y cuya finalidad es mantener una imagen nítida en la retina.

Los cambios en el ojo durante la acomodación

Cuerpo ciliar

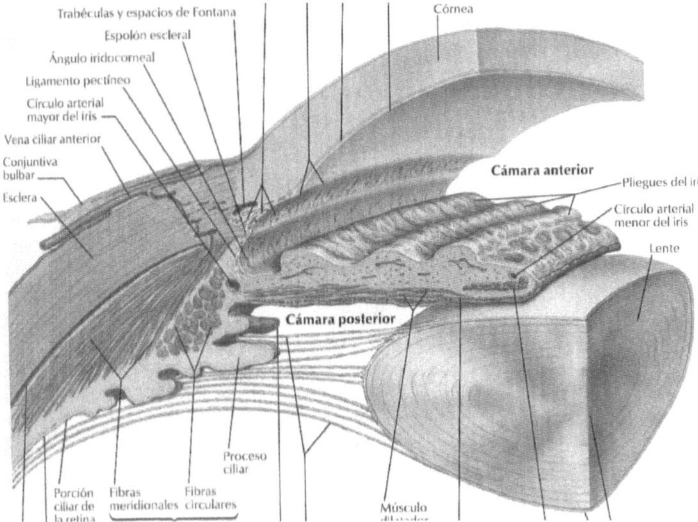

Observaciones en el ojo vivo

- *Cambios en el cristalino.-* En la teoría clásica de von Helmholtz para explicar el mecanismo de la acomodación, se considera que el cristalino toma una forma más esférica; en un sentido general esto es cierto. Todos se encuentran de acuerdo en que el cristalino aumenta de grosor durante la acomodación; se puede observar fácilmente que su superficie anterior se aproxima a la córnea, haciendo más pequeña la cámara anterior, mientras que su superficie posterior permanece relativamente estática. Estos cambios se observan fotográficamente con la lámpara de hendidura y también gonioscópicamente. Las mediciones de Fincham dieron los siguientes resultados:

	Acomodación	*Grosor central*	*Aumento del grosor en mm*
Caso 1	1D	3,66	0,58
	9D	4,24	
Caso 2	1D	3,84	0,36
	9D	4,20	

Acomodación	Profundidad cámara anterior
1	3,68
2	3,55
3	3,50
4	3,34

El engrosamiento del cristalino durante la acomodación ha sido comprobado por numerosos investigadores[1].

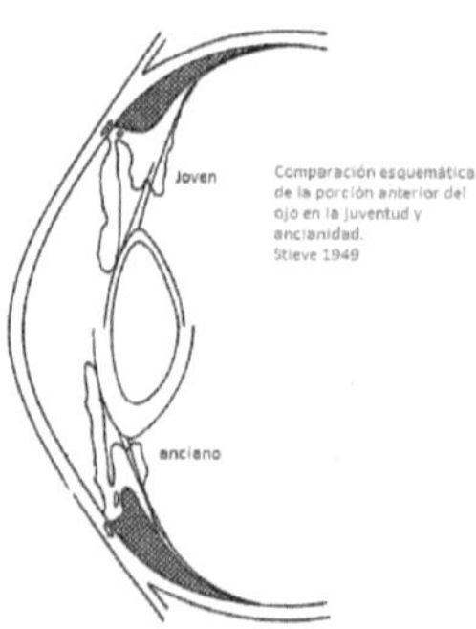

Además, disminuye al mismo tiempo el diámetro ecuatorial como fue demostrado por Grossman (1904), Story (1924) y Fincham (1937) en casos de aniridia, y por Libby (1910) en un caso de albinismo. Grossman también encontró que el diámetro aparente del cristalino es de 11,5 mm., con homatropina de 12,25 y 10,25 instilando eserina. Libby estimó que con eserina el diámetro es de 9 mm y de 10 con atropina, y Fincham encontró una disminución de 0,4 a 0,45 mm en el ojo acomodado. Schachar (2010) mantiene lo contrario, que existe un aumento del diámetro ecuatorial y que las observaciones anteriores se encuentran mal diseñadas al no tener en cuenta factores como el movimiento ocular. No obstante este aumento en el grosor no tiene porqué considerarse como un mero aumento en la curvatura esférica. Young, tan temprano como el año 1801, demostró que la aberración esférica del cristalino disminuye durante la acomodación y debería suceder lo contrario si se hiciese más esférico. Esta observación fue verificada por Tscherning en 1898 y, con mayor precisión, por Koomen et al (1949) e Ivanoff (1956). En general, la luz que pasa por el borde pupilar se focaliza por delante de los rayos axiales (aberración esférica positiva); cuando el ojo acomoda se hace menor hasta que desaparece o, incluso, se hace negativo con lo que los rayos axiales focalizan delante de la periferia. En un estudio de reflexión de imágenes, Tscherning atribuyó este fenómeno a que el área cortical anterior tomaba una forma hiperbólica en la región axial. El aplanamiento de la periferia y el abultamiento del centro del cristalino acomodado fue verificado histológicamente por von Pflugk, y ópticamente por varios investigadores, especialmente Fincham que lo dedujo con la ayuda de la lámpara de hendidura y un ingenioso instrumento para registrar fotográficamente las imágenes producidas por la reflexión en la superficie del cristalino donde la porción pupilar de la superficie anterior cristaliniana toma una curva conoidal durante la acomodación. Al mismo tiempo

---

[1]Ruan I et al, 2012.

se debe señalar que tomando en cuenta la influencia de la refracción corneal en los cambios aparentes de las imágenes sobre la superficie del cristalino, Nordenson (1917-43) se persuadió de que la superficie anterior del cristalino mantiene una forma elipsoidal con el radio de curvatura del área central más pequeño que en la periferia, pero sin tomar la forma conoidal descrita por Tscherning y Fincham, lo que ha sido corroborado por la forma elipsoidal que toma la superficie anterior en el cristalino extirpado, en cuyo estado se acepta que toma la forma de la acomodación.

En uno u otro caso es obvio que debe producirse un desplazamiento axial de la sustancia del cristalino durante la acomodación, un fenómeno que se puede demostrar clínicamente con la lámpara de hendidura cuando se observa el desplazamiento axial de una pequeña opacidad subcapsular. La extensión teórica del cambio necesario fue calculado por Gullstrand mediante la postulación de la existencia de zonas iso-indiciales (con el mismo índice refractivo), siendo los índices mayores cuanto más próximos al centro, y de su trabajo se dedujo el mecanismo interno de la acomodación donde se produce un desplazamiento de las zonas individuales en la dirección del eje durante el aumento del grosor del cristalino.

Realmente es lo que cabría esperar del desarrollo, forma anatómica y ordenación de las fibras cristaliniana. No obstante, al principio se pensó que sólo la zona cortical del cristalino modificaba apreciablemente su refractividad pero los cambios también se producen en la región nuclear, quizás en mayor grado que en la corteza. Patnaik B (1967), mediante estudio micro-densitométrico de fotografías, encontró que la zona nuclear mostraba cambios de grosor considerablemente mayores durante la acomodación que las zonas corticales y también cambios en el radio de curvatura de las superficies anterior y posterior siendo mucho mayor los de la superficie anterior. Kabe (1967), mediante cinematografía de la tercera imagen de Purkinje, llegó a la conclusión que en la acomodación aumenta la curvatura aparente de la superficie anterior del cristalino de forma lenta y continua, pero cuando disminuye la acomodación el cambio es abrupto seguido de una fase lenta.

Mediante MRI se ha encontrado que el cristalino se vuelve más grueso y más esférico tanto con la acomodación como con la edad, sin embargo el diámetro ecuatorial disminuye con la acomodación y aumenta con la edad, aunque Schachar lo niega y lo achaca a movimientos oculares. Además se ha encontrado un aumento significativo del radio de curvatura de la superficie posterior. La curvatura anterior no se puede estudiar con esta técnica porque se confunde con el iris (Kasthurirangan S et al, 2011).

Hasta este momento hemos visto que durante la acomodación se produce un aumento del grosor y una disminución del diámetro del cristalino que niega Schachar; su superficie se vuelve axialmente más convexa; la superficie posterior también se vuelve convexa pero sólo de una manera ligera; el polo anterior se aproxima a la córnea mientras que el posterior sólo se mueve ligeramente.

Schachar minimiza los cambios volumétricos sobre la base de que la composición del cristalino es de un 35% de agua y una 65% de proteínas. La velocidad del ultrasonido en el cristalino vivo es constante (aproximadamente 1641 m/sg). El módulo de volumen es una medida de la compresibilidad del objeto de acuerdo a la siguiente fórmula:

MV=densidad x (velocidad del sonido)^2.

El MV del agua es de 2´2 PGa y el del cristalino de 2´8 PGa que permanece constante a lo largo de la vida; es decir que el cristalino es poco comprimible.

Cambios en el cuerpo ciliar.- Es un concepto aceptado universalmente que la acomodación se debe a la contracción del músculo ciliar y ya hemos discutido el mecanismo por medio del cual la coroides se desplaza hacia delante, mientras que los procesos ciliares se abomban hacia el ecuador del cristalino con lo que se aproximan ambas estructuras y relaja la tensión en la zónula. La confirmación de este mecanismo viene dado por la observación de los procesos ciliares en casos de aniridia o en pacientes a los que se ha practicado una iridectomia además de en sujetos albinos. Fincham también lo verificó fotográficamente en un caso de iridodiálisis; Busacca (1945-55) y Bursan y Allen (1955) lo estudiaron mediante gonioscopia.

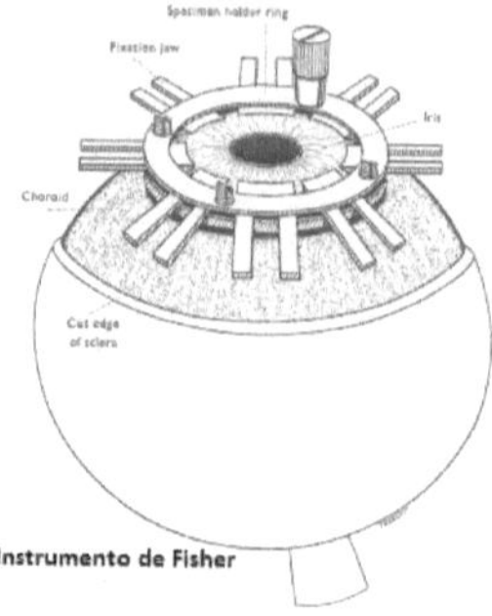

Text-fig. 1. Method of dissecting the eyeball and attachment of fixation jaws to ciliary body.

Mediante estudios histológicos se ha encontrado una disminución del área total y longitudinal del músculo ciliar. El área de las porciones longitudinal y reticular disminuye continuamente mientras que aumenta el área de la porción circular. La disminución del área es más pronunciada en la porción longitudinal. También disminuye, con la edad, la distancia entre el vértice interno del músculo y el espolón escleral. Es decir, que con el paso de los años el músculo ciliar adopta una posición mas anterior y hacia dentro, similar a la encontrada en ojos jóvenes después de la contracción de este músculo (Tamm S et al, 1992).

Fisher (1977), con un ingenioso instrumento y en ojos de cadáveres, encontró que la fuerza tensional del músculo ciliar aumentaba hasta un 50% a la edad de 50 años con respecto a la juventud; a partir de esta edad se produce un declive en la fuerza de contracción del músculo ciliar aunque de manera muy lenta.[2]

Mediante MRI no se ha encontrado un desplazamiento hacia delante del cuerpo ciliar durante la acomodación aunque sí se ha encontrado con ultrasonografía (Stach et al, 2002; Croft et al, 2006).

Mediante AS-OCT se ha encontrado un desplazamiento antero-interno del músculo ciliar que aumenta con la edad; no parece afectar la capacidad de contracción durante la acomodación incluso en presbiopes establecidos lo que apoya el modelo lenticular (Sheppard AL y Davies LN, 2011).

Cambios en la zónula.- Se ha demostrado ampliamente una relajación de la zónula durante la acomodación. En la acomodación forzada, el cristalino se desplaza en dirección de la gravedad entre 0,3 y 0,35 mm., y puede tremolar. Von Hess verificó este movimiento hacia abajo al observar el movimiento hacia arriba de la imagen entóptica de una opacidad en el cristalino cuando éste acomodaba. También se puede confirmar fácilmente en casos (iridectomías) donde se visualiza la periferia del cristalino, mediante la observación con la lámpara de hendidura en el estado sin acomodar (o después de instilar atropina) que muestra que las inserciones de las "fibras" de la zónula en el ecuador del cristalino se encuentran marcadas por finas crenaciones en la cápsula -obviamente causadas por una tracción considerable- que desaparecen con el acto de la acomodación y permitiendo el alisamiento de la línea del ecuador cristaliniano que evidentemente es el efecto de una disminución de la tensión en las fibras. Graves (1926) demostró la relajación de la cápsula al observar con la lámpara de hendidura la acción de la acomodación voluntaria, y con midriáticos y mióticos en un

---

[2]Wyat HJ, 1993; Bailotea et al, 2004; Castren et al, 2010; Estranguria S et al, 2011.

caso donde se produjo la absorción de todo el cristalino después de un traumatismo que dejó a la cápsula vacía y transparente in situ. En el estado normal, la cápsula se encuentra casi estirada mientras que en la relajación completa se vuelve poco tirante, y en el acto de la acomodación o al instilar eserina, se vuelve laxa y plegada sobre sí misma con lo que los movimientos del ojo causan su tremulación. Fisher (1973) encontró que se producía la misma excursión de las fibras zónulos-capsulares tanto en cristalino jóvenes como en envejecidos aunque con diferentes resultados en la amplitud de la acomodación.

Schachar (2010) mantiene que sólo se puede observar la zónula anterior y posterior con la LH, y no se pueden sacar conclusiones de lo que ocurre con la zónula ecuatorial; para este autor la zónula ecuatorial, que tiene una inserción ciliar específica, actuaría como un tendón transmitiendo la fuerza ciliar, mientras que la zónula anterior y posterior actuarían como ligamentos para estabilizar la visión lejana, por ello se relajan durante la acomodación. Por otro lado, mantiene que el desplazamiento cristaliniano durante la acomodación es el resultado de la acción de la tirantez de la zónula ecuatorial durante la acomodación ya que, en astronautas, se ha mantenido la amplitud de la acomodación incluso con aceleraciones 8 g′s, lo que estaría en desacuerdo con el desplazamiento gravitatorio del cristalino.

Mediante MRI se ha observado un movimiento centrípeto (disminución del diámetro del anillo ciliar) tanto con la acomodación como con la edad. El espacio circumlental no varía con la acomodación y disminuye con la edad (Kasthurirangan S et al, 2011).

Observaciones experimentales.-

Lo primero que tenemos que tener en cuenta es que la acomodación implica pequeños desplazamientos de las estructuras relacionadas, especialmente en lo referente al ecuador del cristalino; por ello, para realizar mediciones exactas, los experimentos deben ser controlados, deben de realizarse con instrumentos de alta resolución y precisión, deben realizarse triangulaciones de las diferentes estructuras implicadas y deben controlarse o seguirse los movimientos oculares. Por desgracia casi todos los experimentos sobre la acomodación no cumplen con estos requisitos.

Los cristalinos aislados intactos de primates toman la forma de su estado de acomodación, y la demostración por parte de Fincham (1937) de que en un ojo enucleado de un niño al romper la zona de inserción zonular, el cristalino adoptaba esta forma, confirmó el hecho de que la zónula se encuentra bajo tensión cuando el cristalino se encuentra sin acomodar. Fisher (1950) estudió la forma que adopta el cristalino mediante el examen de su perfil utilizando fuerzas centrífugas que actúan en dirección radial. Esta técnica de estiramiento es especial en tanto en cuanto que las fuerzas se aplican sobre el cristalino sin alterar seriamente su estructura.

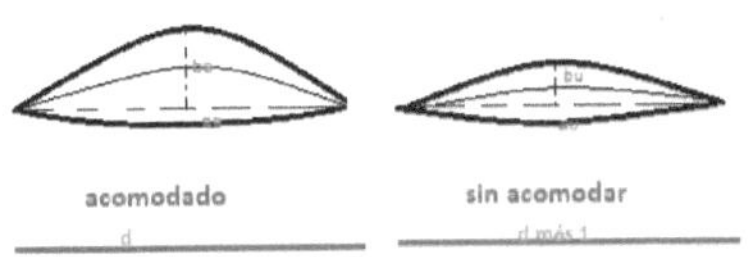

Como indican los dibujos de la forma del cristalino antes y después de los estiramientos, lo interesante es que después del estiramiento la estructura del cristalino virtualmente no cambia excepto por las alteraciones determinadas por el mecanismo interno de la acomodación, mientras que después de la deformación por el método previo, la ordenación de las fibras se encuentran más desorganizada; la confirmación óptica se observa por la distorsión de una manchita de luz en ambos estados, la primera es clara y la última distorsionada.

Las fuerzas ejercidas en el cristalino vivo por la tensión zonular probablemente sean comparables a las fuerzas centrífugas impuestas al cristalino estirado, ya que bajo stress radial el cristalino se

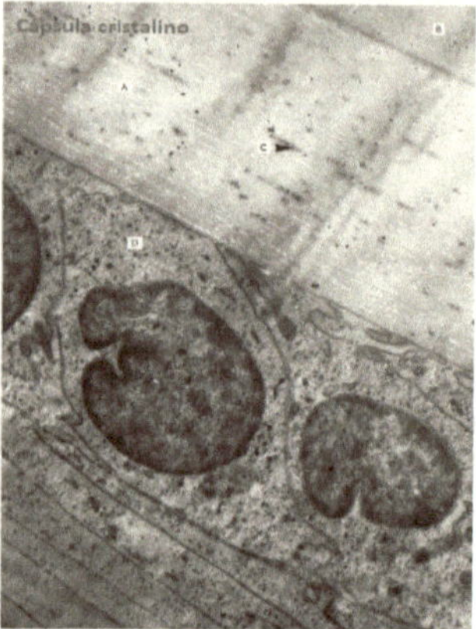

B=lamelas, C=fibras, D= epitelio cristalino

comporta como un cuerpo elástico simple. Es interesante que al colocar los cristalinos extraídos en una solución hipotónica, Odquist (1937) encontró que al hincharse osmóticamente se estiraba la cápsula, y tomaban una forma más esférica sin lentícono. Además las tasas de cambios en la potencia dióptrica no necesitan que tome una forma conoidal en su área axial.

La influencia de la cápsula en la determinación de la forma del cristalino es indudable. La decapsulación de los cristalinos humanos jóvenes permite cambios en la forma acomodada a la de sin acomodación. La propiedad física más significativa de la cápsula es su elasticidad; una propiedad reconocida desde muy antiguo y confirmada por numerosos experimentos. Fue medida por Fisher (1969) quien determinó la relación entre el volumen y la presión cuando se distiende, y encontró que es de unas 6×10^7 dinas/cm^2, disminuye con la edad a 3×10^7 dy/cm^2 a los 60 años y a $1'5 \times 10^7$ dy/cm^2 en la vejez extrema, una elasticidad que es comparable a la de la goma ligeramente vulcanizada que permite una elongación axial de un 29% independientemente de la edad. La energía almacenada en la cápsula para cambiar la forma durante la acomodación varía con su elasticidad y grosor, y hace más efectivo su aplanamiento y menor su volumen en el segmento anterior ya que la cápsula anterior es 5 ó 6 veces más gruesa que la posterior. La mayoría de esta energía elástica la ejerce la superficie anterior y como el cristalino de muchos animales, como el gato y el conejo, es más esférica que en el hombre, la energía capsular es menos efectiva en la modelación del cristalino. Salzmann (1912) encontró que el crecimiento de la capsula es casi independiente de la edad, lo que confirmaron Fisher RF y Pettel BE (1972), además el mayor engrosamiento se produce en la región de la inserción zonular anterior. Esta elasticidad se pierde con la edad, alrededor de 4 veces desde la infancia a la vejez, acelerándose el proceso a partir de los 40 años (Fisher, 1973).

Con las hipótesis de Gullstrand y Fincham, la sustancia del cristalino es plástica, tendiendo a tomar la forma impuesta por la cápsula. No obstante, como puntualizó Weale (19632), la observación de Fincham del cambio de forma de los cristalinos humanos jóvenes al descapsularlo es una fuerte sugerencia de que esta sustancia posee alguna elasticidad; como establecieron Kikkawa y Sato (1963) quienes demostraron que la deformación del cristalino producido por la aplicación de una fuerza externa, se restablecía en gran medida primero de forma rápida y luego de forma gradual, y que era aproximadamente la misma con y sin cápsula. El asumir esta forma del cristalino sin acomodar cuando se elimina la cápsula elástica sugiere que la matriz cristaliniana no es plástica sino que vuelve, por su naturaleza, a la forma sin acomodar cuando se eliminan las fuerzas externas, lo que necesariamente necesita que el cristalino posea algún grado de elasticidad intrínseca. Presumiblemente el origen de esta elasticidad se sitúe en sus fibras por los datos de que existe alguna contractibilidad. Esto se muestra en los experimentos de Kleifeld (1956) que encontró que mediante la estimulación con una pequeña corriente eléctrica (2 mA) variaban de grosor y se juntaban; además, encontró que durante la acomodación disminuye la glucosa y el ácido láctico mientras que aumenta el consumo de oxígeno sugestivo de que el cambio de forma envuelve el consumo de energía más que ser una deformación pasiva impuesta por la cápsula cristaliniana. Sin embargo esta hipótesis hay que establecerla.

La zónula, como la cápsula, también es elástica; lo que fue demostrado por Pflugk (1932) quien observó una abertura amplia cuando escindía piezas frescas, y fue medida por Fincham (1937) quien registró su recorrido colocando una viruta de hierro por detrás de la superficie posterior del cristalino y ver su atracción por un campo magnético.

La *coroides,* aunque no actúa sobre el mecanismo de la acomodación, pudiera jugar algún papel en el mantenimiento de un tono de acomodación determinado con menor trabajo ciliar. Desde hace tiempo sabemos que la coroides puede participar en el ajuste refractivo ocular como un lento mecanismo acomodativo (Kajikawa, 1923; Walls, 1942). En pollos, la coroides puede aumentar su grosor en respuesta a un desenfoque miópico de hasta el 1 mm (>17D) con lo que empuja a la retina hacia el plano imagen compensando el error refractivo (Wallman et al, 1995). También sucede lo contrario aunque de forma limitada por la restricción mecánica que impone la esclera. Con este mecanismo se consigue un rango de ajuste que va de -15D hasta +15D. Esta respuesta es muy rápida, 100 μm en pocas horas después de imponer el desenfocamiento (Kee et al, 2001; Zhu et al, 2005; Nickla, 2007). Además, este cambio es local adaptándose a la zona retiniana desenfocada. Este mecanismo de compensación también se ha encontrado en otros animales como la marmota (Troilo et al, 2000), el cerdo de Guinea (Howlett y McFadden, 2009) y los macacos (Hung et al, 2000).

Se ha encontrado un aumento en la presión diferencial entre la cámara anterior y la vítrea durante la acomodación pero los datos empíricos son limitados (Coleman DJ, 1986-2001; Bacskulin A et al, 1996).

Utilizando la técnica subjetiva del esfuerzo máximo, Duane (1912) demostró que la amplitud de la acomodación declina con la edad y que la amplitud para una edad dada tiene una amplia variación. No obstante se ha informado que la amplitud acomodativa voluntaria para esa misma edad, cuando se evalúa con retinoscopia dinámica (León A et al, 2016) o por auto-refracción (Handerson HA et al, 2008-2014), tiene medias significativamente menores y una menor variabilidad. Utilizando estos métodos se ha encontrado unas amplitudes acomodativas medias máximas de 7′31±0′77 D (León A et al, 2016) y de 6′25±1′23D (Handerson HA y Stuebing KK, 2014). Grzybowski A et al (2018), utilizando pilocarpina al 6%, de la que se ha informado que estimula la acomodación (Wold JE et al, 2013) y con auto-refractómetro, informó que la amplitud de la acomodación en ojos jóvenes son mayores o iguales que los valores obtenidos con mediciones subjetivas de acomodación máxima voluntaria.

CAMBIOS ÓPTICOS EN LA ACOMODACIÓN

Rango y amplitud.

Se denomina punto remoto (punctum remotum) a la distancia más lejana a la que se observa con claridad un objeto. Para ver este objeto, el ojo emétrope se encuentra en relajación, lo mismo que el músculo ciliar y la refractividad se encuentra en el mínimo. Cuando se fuerza la máxima acomodación, el punto más cercano en el que se puede ver con claridad un objeto se denomina punto cercano (punctum proximun). La distancia entre el punto remoto y el próximo se denomina rango de la acomodación. La diferencia entre la refracción del ojo en las dos situaciones se denomina amplitud de la acomodación. El rango es una indicación de la acomodación disponible y la amplitud es una expresión del trabajo realizado. En el caso de que no exista ningún esfuerzo acomodativo hablamos de refracción estática y dinámica cuando existe este trabajo.

Matemáticamente, la amplitud de la acomodación (A) se expresa por la fórmula de Donders,

$$A = P\text{-}R$$

donde P es el valor dióptrico del punto próximo y R el del punto remoto. En un sujeto emétrope R es cero y con un punto próximo a 10 cm, P debería ser 10D y A también debería ser de 10D. Cuando el ojo focaliza en un punto comprendido entre lo lejano y lo cercano, la cantidad de la acomodación viene dada por la fórmula A=V-R, donde V es el valor dióptrico del punto en cuestión.

Donders dio la siguiente tabla respecto a la amplitud de acomodación en relación a la edad.

	TABLA DE DONDERS		
EDAD	AA (D)	EDAD	AA (D)
10	14	45	3,5
20	12	50	2,5
25	10	55	1,75
30	8,5	60	1,0
35	7	65	0,5
40	5,5	70	0,25
45	4,5	75	0,0

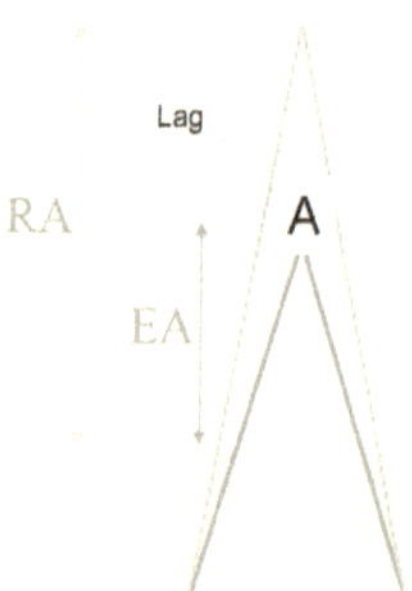

Existe alguna discusión sobre el origen desde el cual se deben realizar las medidas; habitualmente se toma el vértice de la córnea que difiere poco de otros puntos más teóricos como el primer punto principal o el centro de la entrada pupilar.

La *repuesta acomodativa* (RA) es la cantidad mínima de acomodación que produce una imagen nítida.

El *estímulo acomodativo* (EA) es el recíproco de la distancia de trabajo en metros.

El *retraso acomodativo* (Lag de acomodación) es la diferencia entre el estímulo y la respuesta acomodativa. Normalmente es menor que el estímulo.

En visión lejana no existe una relajación total de la acomodación sino que existe un grado mínimo. Conforme acercamos el objeto (EA), aumenta la respuesta acomodativa (RA) aunque siempre en un grado menor que el estímulo (Lag). A medida que nos acercamos al punto próximo, la respuesta acomodativa es progresivamente menor que el estímulo acomodativo. A partir del punto próximo, no cambia la respuesta acomodativa aunque aumente el estímulo acomodativo.

En la consulta podemos utilizar dos métodos para medir la amplitud de la acomodación:

1.- Método de Donders, acercamiento o técnica de push-up. El paciente lleva la refracción de lejos y se ocluye el ojo no examinado. El examinador sostiene el optotipo de cerca bien iluminado. Se le pide al paciente que mire la línea superior a su mejor visión de cerca. Acercamos el optotipo hasta que lo vea borroso. Medimos esta distancia y su inversa en metros. Repetimos el procedimiento en el otro ojo.

Debemos tener en cuenta que se pueden presentar valores mayores de amplitud de acomodación por el aumento relativo del tamaño del optotipo al acercarlo.

La diferencia entre los ojos no es mayor de 1D. La amplitud de acomodación binocular puede ser media dioptría mayor que la mono-ocular.

2.- Método de las lentes negativas.

Paciente con refracción de lejos y ojo no examinado ocluido. El optotipo de coloca a 33 cm y se le pide al paciente que mire la primera fila mayor que su agudeza visual de cerca. Añadimos lentes negativas a pasos de -0,25D hasta que la ve borrosa de manera mantenida.

La amplitud de acomodación se corresponde a la cantidad de lentes negativas utilizadas a la que se añade + 2´50 D.

Como con el método anterior podemos encontrar valores menores de amplitud de acomodación por la disminución del tamaño relativo debido a la adición de cristales negativos.

La óptica del ojo acomodado

Es posible calcular el aumento en la potencia dióptrica del cristalino desde la observación del cambio en la curvatura de sus superficies durante la acomodación. El radio de curvatura de la porción axial de la superficie anterior del cristalino puede disminuir de 10 a 5 mm. Del aumento estimado surge una característica interesante basada únicamente en el cambio de curvatura de sus superficies y es que es insuficiente para explicar la cantidad de acomodación observada para la totalidad del ojo, un hecho que permitió a Gullstrand postular una base teórica para el "mecanismo intracapsular de la acomodación", donde se producen unas modificaciones en la matriz cristaliniana que permite un aumento de su refractividad. El cristalino posee un gradiente en su índice refractivo que contribuye a su potencia óptica y a las aberraciones. En cristalinos jóvenes este índice disminuye gradualmente desde la superficie al centro. La contribución del gradiente del índice refractivo se cuantifica en términos de "índice equivalente" que es el índice refractivo de una lente homogénea con la misma forma y potencia que el cristalino. En estudios in vivo no se han encontrado cambios significativos en los índices periféricos y centrales aunque se supone un cambio en su distribución con la acomodación (Kasthurirangan et al, 2008), lo que estaría de acuerdo con la teoría de Gullstrand, pero éste autor utilizó índices equivalentes mayores en el cristalino de su ojo esquemático tanto en los estados relajado como acomodado y estudios recientes demuestran que el índice equivalente no cambia durante la acomodación (Garner y Smith, 1997; Hermans et al, 2008).

Volviendo al ojo esquemático y a la teoría de los puntos cardinales, parece claro que a causa de las alteraciones en la curvatura de su superficie y en sus índices de refracción, cualquier simplificación óptica del ojo acomodado diferirá de las del ojo sin acomodar. Durante la acomodación los puntos principales se desplazan hacia la retina. Necesariamente se produce un acortamiento de la longitud focal correspondiente al aumento en la potencia del ojo que, en el adulto joven emétrope, puede ser aproximadamente de 60D en el estado sin acomodar y 70D en la máxima acomodación; este incremento se debe a un aumento en la potencia del cristalino desde algo menos de 20D a algo más de 30D.

En la acomodación se producen otros cambios ópticos. Ya que el tamaño de la imagen se relaciona con la distancia del segundo punto nodal a la retina, el ángulo visual subtendido por el objeto en el punto nodal aumenta, porque los puntos nodales se mueven hacia la retina. Durante la acomodación debe aumentar el tamaño de la imagen retiniana pero, de hecho, si se compara el tamaño en el ojo acomodado con la imagen borrosa del ojo relajado pero sin focalizar al objeto a la misma distancia, no se aprecia una diferencia significativa.

Ya hemos visto que el cristalino cae ligeramente durante la acomodación. Por lo tanto debe esperarse pequeñas alteraciones en el eje óptico así como una ligera disminución en el ángulo kappa. La pequeña desviación nasal de la pupila, que se produce durante la miosis acompañante, también afecta a los ejes por lo que en compensación se puede observar un mínimo movimiento temporal durante la acomodación. También se puede producir un pequeño aumento del astigmatismo con el cambio de eje que puede citarse como razón de esta ciclotorsión de los ojos durante la acomodación, pero O´Brien y Bannon (1947) concluyeron que ésta es insuficiente para causarla y propusieron que el factor causal son los cambios asimétricos del cristalino.

Tscherning (1900) fue el primero en comprobar una disminución de la aberración esférica de 4º orden (aberración esférica) con la acomodación. Allvar Gullstrand lo mencionó en su lectura de aceptación del Premio Nobel en 1911. Algunos años más tarde se corroboraron estos hallazgos[3]. Utilizando sensores de frente de onda se han comprobado cambios en las aberraciones del sistema óptico durante la acomodación que incluyen una disminución sistemática en las aberraciones esféricas (Smirnov, 1962; Atchinson et al, 1995; Cheng Eta al, 2004; He et al, 2000); en el astigmatismo (Tsukamoto et al, 2000; Mutti et al, 2001; Radhakrishman y Charman, 2007) y en las aberraciones cromáticas de tercer orden (Atchinson et al, 1995; Cheng et al, 2004). También se han encontrado diferencias entre las potencias de los meridianos horizontal y vertical[4], indicando que las aberraciones asimétricas, coma y trébol, también cambian. Con técnicas aberroscópicas en sujetos entre 17 y 30 años se han encontrado variaciones considerables en las aberraciones entre los diferentes individuos y, como hemos visto, en la aberración axial longitudinal que disminuye en 0.3D cuando la respuesta de acomodación aumenta de 0 a 3D[5]. Los mismos resultados se obtuvieron con un refractómetro de resolución espacial (He JC et al, 2000) y con el aberrómetro de Shak-Hartmann (Ninomiya S et al, 2002). Los cambios son mayores al aumentar la edad (López Gil N et al, 2008).

Estos cambios, como hemos visto, se deben en su mayor parte a cambios en el cristalino ya que los cambios corneales son mínimos cuando se tiene en cuenta la ciclotorsión que se produce con la acomodación (Buehren et al, 2003; Read et al, 2007). La miosis suele disminuirlo.

En la mirada hacia abajo, el estrechamiento vertical de la abertura palpebral produce unos cambios delicados pero distintivos en el astigmatismo y en las aberraciones de orden mayor (Buehren et al, 2003; Collins, 2006). Estos efectos ópticos que parecen deberse a los cambios corneales debidos al estrechamiento palpebral durante la mirada hacia abajo se han evaluado con tareas cortas (Shaw et al, 2008) y Largas (Buehren et al, 2003) y son mayores durante la acomodación. Ghosh A et al (2011) encontraron un salto miópico y un aumento de astigmatismo miópico contra la regla.

---

[3]Ivanoff A, 1947; Koomen M et al, 1949; van den Brink G, 1962; Jenkins, 1963; Being F, 1969; Howland HC y Hoculand B, 1977; Howland HC y Buettner J, 1989.
[4]Jenkins TCA, 1963; Howland B y Howland HC, 1976; Howland HC y Howland B, 1977; Howland HC y Buettner J, 1989,
[5]Walsh G et al, 1984; Walsh G y Charman WN, 1985; Atchison DA et al, 1992-5; Collins MJ et al, 1995.

Cualquier teoría de la acomodación debe tener en cuenta el declive en la capacidad del ojo para alterar su foco conforme avanza la edad; lo que se conoce como *presbiopia* (πρίσβυς, viejo; ὥφ, ojo).

El cristalino aumenta de tamaño a lo largo de la vida debido a la formación continua de fibras frescas en la región ecuatorial, con lo que las fibras más viejas quedan en el centro y las nuevas las rodean. Se suele aceptar la teoría de Gullstrand que mantiene que las fibras antiguas son más rígidas. Mediante reometría de esfuerzo de cizalla para medir las propiedades viscoelásticas del cristalino se ha encontrado que la rigidez del núcleo sufre un aumento pequeño, de 0.4 Pa/año. (Schachar RA et al, 2011) que no explica la disminución de unas 10D que se produce con la presbicia. Fisher (1969) proporcionó datos muy fuertes en el sentido de la existencia de un grado considerable de pérdida de la acomodación con la edad debido a la disminución de la elasticidad de la cápsula, llegando a la conclusión de que la pérdida de la energía capsular efectiva alcanzaba el 55% entre los 16 y los 60 años, asumiendo que la potencia del músculo ciliar y la propia resistencia del cristalino a la deformación permanecían constante.

También sabemos que con el envejecimiento, el índice refractivo del cristalino se vuelve uniforme en la región central, formando una meseta que aumenta con la edad; lo anterior conduce a una disminución de su potencia y a la contribución del gradiente refractivo; y lo mismo ocurre con el índice equivalente (Dubbelman y van der Heijde, 2001; Borja et al, 2008-10).

También se conoce que el cuerpo y el músculo ciliar se alteran con la edad como consecuencia del aumento gradual del tamaño ocasionado por la lenta acumulación de tejido fibroso; ésto, junto con el crecimiento del cristalino en un mismo volumen ocular, puede tener algún significado en el sentido de la disminución del espacio circumlental.

Se ha sugerido que en la presbicia el músculo ciliar puede atrofiarse por falta de uso; no obstante sabemos que el iris sigue contrayéndose en respuesta a la luz en ojos présbitas y que, incluso, se contrae en pacientes présbita que intentan acomodar (Schafer WD y Weale RA, 1970). Además el músculo ciliar, como el iridiano, es un músculo intra-ocular por lo que si el iris permanece funcional, también puede hacerlo el ciliar. Pardue y Sivak (2000) describieron los cambios que se producen en el músculo ciliar con la edad, demostraron que contiene mayor cantidad de tejido conectivo, es más corto, ancho y el vértice apical interno se desplaza hacia delante pero mantiene la capacidad de contracción. Existen varios datos experimentales que sugieren que el músculo ciliar nunca se atrofia con la edad y permanece funcional. En monos rhesus no existe pérdida de contractibilidad asociada con la edad (Poyer JF et al, 1993). Pak et al (2008) demostraron que aunque existe un declive en su contractibilidad en pacientes fáquicos, ésta aumenta después de la cirugía de la catarata. Cuando el ojo présbita intenta acomodar el músculo ciliar se contrae (Bacskulin A et al, 1996; Stach et al, 2002, mediante ultrasonografía; Strenk SA et al, 1999) aunque el cristalino no muestre cambios acomodativos. Más aún, el músculo ciliar continua contrayéndose con los intentos para acomodar, incluso en ojos pseudoafáquicos (Strenk SA et al, 2006) y durante toda la vida (mediante resonancia magnética, Strenk SA et al, 2006).

Poco sabemos de los cambios zonulares con la edad pero es razonable el presumir que la tensión soportada debe encontrarse influenciada por la aproximación gradual entre el cuerpo ciliar y el cristalino en el sentido de su relajación. Sin embargo, los cambios en la zónula y cuerpo ciliar son, probablemente, menos significativos que los del propio cristalino, pero es evidente que todos estos cambios contribuyen a la perdida de acomodación con la edad.

La opinión de consenso del mecanismo de la acomodación deriva de la teoría de von Helmholtz (1855). Considera que el ligamento suspensorio se encuentra en un estado de tensión continua, y que

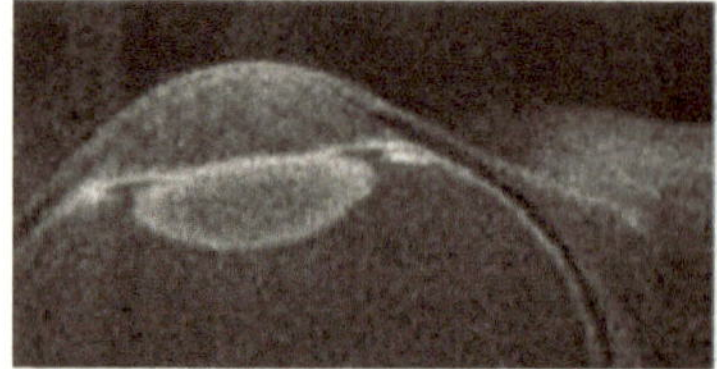 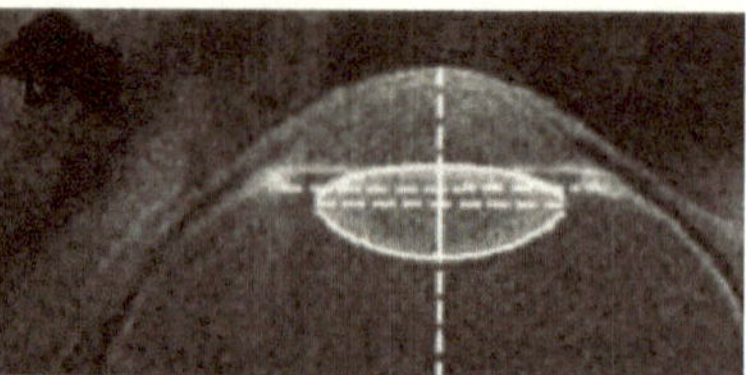

Cristalino de una persona joven mirando al lejos y   acomodado

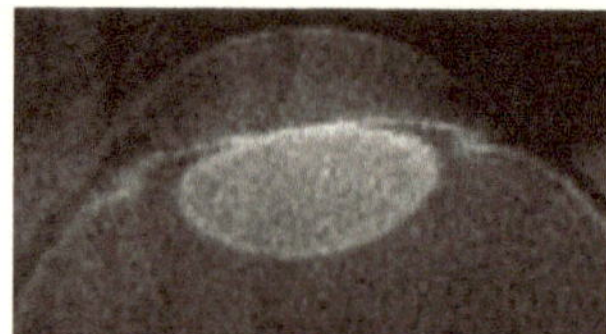

Cristalino de una persona de 65 años mirando al lejos

cuando se contrae el músculo ciliar durante la acomodación, el ligamento se relaja permitiendo que el cristalino tome una forma más esférica en virtud de la elasticidad de la cápsula. Esta teoría no permite explicar, en su forma original, la forma que toma la cápsula anterior. Gullstrans llegó a la conclusión de que el mecanismo intracapsular se encuentra controlado por un balance entre la elasticidad de la cápsula y la tensión elástica del ligamento suspensorio; cuando el ligamento se relaja, la cápsula elástica queda liberada y moldea al cristalino hacia una forma más esférica. Este último dato hizo que Fincham propusiera que la forma peculiar que toma el cristalino se debía a la estructura de la cápsula.

Las variaciones en el grosor en diferentes partes del cristalino sugiere que la aplicación de la tensión para su aplanamiento debería producirse preferentemente en la periferia donde la cápsula es más gruesa y fuerte, y el abultamiento en la región del eje donde es más débil; O´Neill y Doyle (1968) demostraron que ésto es teóricamente posible, pero la tensión necesaria para producir este cambio, como mostró Fisher (1969), es superior que el límite de rotura de la cápsula. El polo posterior de la cápsula es muy delgado y es en este lugar donde se produce la máxima curvatura aún en el estado sin acomodar. Además, las fibras zonulares que se dirigen hacia el polo posterior probablemente se afectan menos por la contracción del músculo ciliar, mientras que la tracción de las fibras anteriores, que varía inversamente al cubo del coseno del ángulo de inclinación, en la superficie aplanada anterior deberá ser mayor.

Por ello, en la teoría de la acomodación elaborada por von Helmholtz, Hess, Gullstrand y Fincham, cuando se produce la contracción del músculo ciliar, la zónula se relaja; lo anterior disminuye la tensión en la cápsula que, en virtud de su elasticidad y su peculiar estructura, moldea las porciones corticales más blandas del cristalino en dirección axipetal. Aunque no se cuestiona la elasticidad de la cápsula en el mecanismo de la acomodación, es menos convincente la influencia crucial de la forma de la cápsula en la determinación de la forma del cristalino acomodado. Si, por un lado, asumimos que el cristalino tiene alguna elasticidad propia que le conduce hacia un estado natural "sin acomodar", en el acto de la acomodación la disminución de tensión en la cápsula permite, por su elasticidad, vencer lo que hace la matriz con lo que se moldea al estado "acomodado". En la teoría clásica de von Helmholtz, el cristalino sin acomodar tira de su forma normal y constantemente se encuentra bajo tensión. La investigación de Fisher sugiere que la sustancia del cristalino en su estado relajado, toma la forma determinada por su propia elasticidad natural, mientras que durante la acomodación ésta se encuentra vencida por la mayor elasticidad de la cápsula que lo moldea hacia su forma acomodada. Por tanto, el cristalino acomodado se encuentra bajo el mayor esfuerzo o tensión.

En la presbicia la configuración de las estructuras del ojo, con el aumento de tamaño tanto del cristalino como del cuerpo ciliar, aminora el efecto de cualquier fuerza de empuje por parte de la zónula que, junto a la pérdida de elasticidad tanto de la sustancia del cristalino como de la cápsula, hace que el balance entre las dos estructuras se altere y el cristalino mantiene su forma natural (sin acomodar).

Resumen de las distintas teorías

1.- Teoría de Young-Helmholtz. Supone que el cristalino se encuentra en su sitio por la zónula que, además, lo somete a tensión permanente aplanando sus caras. Al contraerse el músculo ciliar cesa la tensión en la zónula y el cristalino, por su propia elasticidad, y vuelve a su forma natural que es más esférica; es decir que el estado normal del cristalino es la acomodada. La teoría no aclara la forma natural del cristalino. A favor de ella se encuentra el descenso del cristalino durante la acomodación, que el cristalino subluxado tome una forma más esférica y el desplazamiento y la tremulación del cristalino acomodado. En contra se encuentra el hecho de la necesidad de la acción constante del músculo ciliar sobre la coroides ya que la úvea, como membrana vascular que es, no parece muy apropiada para soportar una tracción continua, ya que, como ocurre con la miopía, se va a atrofiar. Henderson solucionó este problema argumentando que el músculo ciliar posee dos fascículos diferentes, el longitudinal, con acción tónica que contrarresta la tracción zonular, y el circular que neutraliza la tensión en la zónula y la relaja; sin embargo la mayoría de los autores no aceptan esta teoría.

Para Schachar (2010) esta teoría es matemática y funcionalmente imposible.

2.- Teoría iridiana de la acomodación. Fue postulada por Kramer en 1958, supone que la acomodación se produce mediante la contracción de los músculos del iris que al contraerse ejerce presión sobre el margen zonular de la cara anterior del cristalino; la coroides se desplaza hacia delante por la acción del músculo ciliar presionando sobre el vítreo que, a su vez, lo haría sobre el cristalino a nivel de la abertura pupilar.

3.- La teoría de Tscherning mantiene lo contrario de lo anterior, es decir que la superficie anterior del cristalino durante la acomodación toma una forma hiperbólica y no esférica. La formación de este lentícono le llevó a postular lo contrario que Helmholtz en relación al músculo ciliar; es decir, que se contrae durante la acomodación, tirando de la coroides, tensando la zónula y al comprimir al vítreo, éste empujaría al cristalino, pero como éste se encuentra inmovilizado en la periferia sólo se puede abombar por el polo anterior, que es el único punto libre.

Este mecanismo, aunque se presenta en algunos animales, no se acepta para el hombre.

4.- Teoría de Gullstrand. Expuso su teoría en una obra que fue premiada con el Nobel (1911); se basa en la teoría de Helmholtz pero con nuevos elementos, uno extracapsular y otro intracapsular. El primero incluye un desplazamiento hacia delante del cristalino y la relajación de la zónula; el segundo se corresponde a una deformación del propio cristalino. La forma que toma el cristalino sería la resultante de dos fuerzas elásticas, por un lado la de la cápsula y por el otro de la coroides, encontrándose ambas relacionadas a través de la zónula que actuaría como un mecanismo de protección frente a cambios bruscos de tensión.

El mecanismo interno de la acomodación, cuya base sería la ordenación de las fibras, se encontraría influenciado por ambas fuerzas; al relajarse la zónula, la cápsula adoptaría una forma más esférica por su elasticidad, esto hace que varía el mecanismo interno, que necesariamente acompaña a los cambios de la cápsula, aumentando el índice de refracción total del cristalino, lo que sería uno de los puntos más importantes del mecanismo de acomodación interna.

5.- Teoría hidráulica, propuesta por Hill (1920) y Noizewski (1925) que postula que es el humor acuoso el factor principal del mecanismo de acomodación. Al contraerse el músculo ciliar comprimiría al acuoso en la cámara posterior, donde se encuentra encerrado por la contracción del esfínter del iris, lo anterior hace que comprima al cristalino por su periferia y como el vítreo no se puede comprimir, la única posibilidad que le queda (al cristalino) es abombarse por el espacio pupilar. Esta teoría queda invalidada porque las iridectomías no impiden la acomodación.

6.- Teoría de Von Pflugk, de 1906. Este autor considera que la zónula se encuentra formada por fibras más extensibles que la cápsula (por lo que no puede explicar la deformación del cristalino) y sólo actúa como un elemento suspensor elástico; por lo tanto, sería el vítreo el responsable de la deformación del cristalino. Heine, en 1905, practicó un agujerito en la esclera y comprobó que se seguía produciendo la acomodación; por otra parte Yves deGrand comprobó que la PIO no varía con la acomodación. Estos dos últimos experimentos son contrarios a las teorías hidrodinámicas, incluida la de Ronchi de 1947. Aunque Demetriades y Tessier (1929) encontraron un ligero aumento de la PIO; parece ser que este aumento no se relaciona con ella sino que es pro-ocular.

7.- Teoría de J. Sinclair. La deformación del cristalino exige de una fuerza, pero el músculo ciliar es demasiado pequeño para lo firme y poco deformable que es el núcleo cristaliniano; Sinclair, para explicarlo, admite la existencia de una capa más líquida entre la corteza y el núcleo y esta es la capa que se modifica al mismo tiempo que se produce un desplazamiento hacia delante del núcleo durante la acomodación. La presbicia se explicaría por la disminución de esta capa.

8.- Teoría de Fincham. Es la más satisfactoria. Para Fincham el cristalino no es elástico sino plástico por lo que no tiene una forma propia, sino que sería la que le impone la cápsula; por ello se deformaría más donde la cápsula es más delgada, es decir en la superficie anterior. Demostró que el lentícono anterior que se observa en el cristalino del mono desaparece cuando la cristaloides se deseca. En los mamíferos inferiores, con poca amplitud de acomodación, toda la cristaloides presenta el mismo grosor pero en el hombre y en el mono, que posee un rango de acomodación amplio, la cristaloides anterior es más delgada; por ello, en la acomodación, la cápsula modela la cara anterior del cristalino que al ser más delgada permite que se abombe produciendo la deformación conoide.

9.- Teoría de Henderson que se basa en la anatomía del músculo ciliar y su fisiología. Este músculo posee tres grupos de fibras: longitudinales, radiales y circulares. La zónula se mantiene y tensa por las fibras longitudinales y radiales que contrarrestan la tracción de la cristaloides, es decir existe un tono postural del músculo ciliar.

Esta teoría permite dos tipos de acomodación: proximal y distal.

En la proximal, bajo control del músculo de Rouget-Müller y parasimpático, se relaja la zónula y se transmite la fuerza hacia la coroides; en esta circunstancia existen dos fuerzas contrapuestas: la hipertonía del esfínter del iris y el aumento de presión retrolenticular. A lo anterior hay que añadir la acomodación intracapsular. El resultado sería una acomodación de 10D en el varón joven. La distal sería una forma activa de desacomodación. Esta teoría permite incluir al músculo ciliar dentro de la fisiología muscular general y sujeta a las leyes de Sherinton; la acomodación sería, por tanto, un proceso activo.

10.- Teoría de Coleman (1970-81) o teoría de la suspensión catenaria. Unifica las teorías de Helmholtz-Fincham y la de Cramer-Tscherning-Pflugk. Esta teoría sugiere que el aumento en la presión vítrea es la fuerza primaria para producir los cambios naturales en el cristalino acomodado. La idea es que el cuerpo ciliar, las fibras zonulares y la hialoides forman un diafragma o estructura catenaria que, junto con el soporte vítreo, determina la forma del cristalino. La contracción del músculo ciliar produce una disminución de su componente circular y un aumento de la presión en el vítreo que provoca el avance del diafragma vítreo-cristalino-zónula lo que aumenta la curvatura conoidal de la superficie anterior del cristalino, la posterior se modifica poco porque a pesar de ser más fina que la superficie anterior, se encuentra apoyada y sostenida por el vítreo. Además existe una relajación de la zónula y un avance anterior de la ora serrata. Ya hemos visto que existen datos de este aumento en la presión diferencial entre ambas cámaras pero desconocemos si es la causa o la consecuencia de la acomodación. El hecho de que la superficie posterior del cristalino se desplace hacia la retina puede explicar este aumento de presión. Los modelos sugieren que la fuerza vítrea es incapaz de producir los cambios en el cristalino (Martín H et al, 2005). Pero la evidencia mas fuerte es la de Fisher RF (1983) que refutó el papel del soporte vítreo al describir un caso donde se había realizado una vitrectomías completa en un ojo por hemorragia. No encontró diferencia significativa

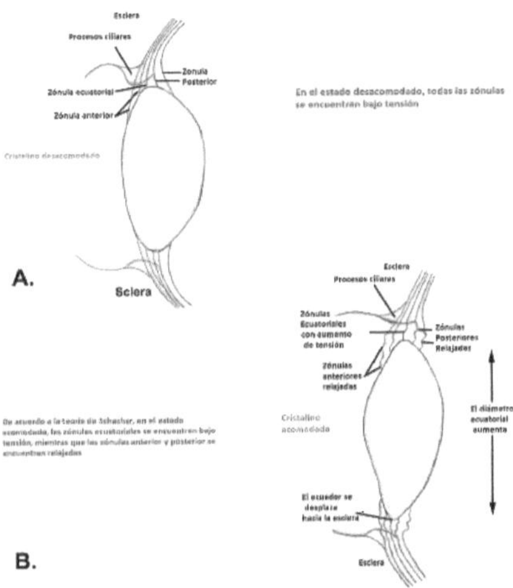

en la amplitud de la acomodación entre ambos ojos. Además se ha establecido por experimentación *in vitro* que los cambios acomodativos normales se producen en la cristalina del cristalino por las fuerzas ejercida sobre ellas por la cápsula sin la presencia de vítreo (Fincham EF, 1936; Glasser A y Campbell MCW, 1998; Roorda A y Glasser A, 2004), por ello es dudoso que el vítreo juegue algún papel en la acomodación.

11.- Teoría de Schachar (1994-12). Esta teoría propone un desplazamiento anterior del ecuador del cristalino que produce un abultamiento del centro del cristalino. Este fenómeno se demuestra fácilmente observado la imagen que se produce con un globo Mylar biconvexo lleno de aire, en las vesículas perladas o en una gotita de agua suspendida en el aire.

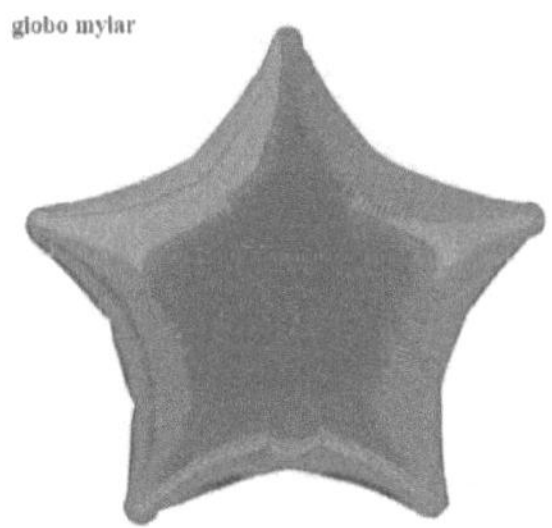

Como la sección de estos globos tienen la misma forma que la sección del cristalino, la respuesta a su tracción ecuatorial consiste en un abultamiento central y un aplanamiento periférico. De esta manera, un pequeño aumento en el diámetro ecuatorial inducirá grandes cambios en los radios de curvatura.

Este fenómeno es independiente del grosor de la pared o de la contractibilidad del material de relleno.

El desplazamiento ecuatorial se produce como resultado de un aumento de tensión en la zónula ecuatorial producida por la contracción de las fibras zonulares anteriores.

La caída de la fuerza aplicada depende de la capacidad de estiramiento o contracción del músculo ciliar. Al aumentar el tamaño del cristalino con la edad, se produce una aproximación del ecuador hacia el músculo ciliar haciendo más inefectiva la contracción de éste y disminuyendo la amplitud de la acomodación.

Aunque varios experimentos anteriores se encuentran en desacuerdo con esta teoría en el sentido de que niegan un aumento del diámetro ecuatorial del cristalino durante la acomodación; un examen cuidadoso muestra errores sistémicos en los estudios. La medida del grosor corneal en los estados acomodado y desacomodado revela un cambio en el grosor y curvatura corneal; como ésto no se produce, estos experimentos son defectuosos y no pueden utilizarse para revelar el mecanismo de la acomodación.

Los experimentos de Glasser y Kaufman (2000) también presentan defectos. Aunque localizan suturas en la córnea como puntos de referencia, ni los registros de la sutura o de las imágenes de Purkinje de los estados acomodados y desacomodados, demuestran que se produjeran o no movimientos entre el dispositivo de imagen y el ojo. Establecieron que la pequeña cantidad de movimiento ocular no influían en los cambios de tamaño del cristalino durante la estimulación del núcleo de Edinger-Westphall o farmacológica, y tampoco ofrecen controles para aseverar lo anterior.

Curiosamente cuando fijaron el recto lateral, para disminuir los movimientos oculares, observaron un desplazamiento del ecuador hacia la esclera con relajación de la zónula anterior y posterior. Concluyeron que este movimiento se encontraba provocado por un desplazamiento lateral del cristalino, lo que es mecánicamente imposible ya que al ser más denso que el vítreo y el acuoso, este desplazamiento sólo se puede realizar por fuerzas activas. R. Sachar repitió estos experimentos utilizando un análisis de imágenes por ordenador, comprobó un desplazamiento menor de unas 100 µm como predice la teoría de Schachar.

Neurofisiología de la acomodación

Podemos considerar a la alteración del estado de acomodación ocular como respuesta refleja a una situación visual particular; no se puede inducir, excepto de forma indirecta, cuando la estimulamos en el acto voluntario de la convergencia. En ésta, como en otros arcos reflejos, encontramos un elemento sensorial, una organización neuronal central y un efector. Además de lo anterior, se asocian otras actividades motoras como son los cambios pupilares y en la musculatura extra-ocular.

El estímulo para acomodar.

En la visión de un objeto próximo, el estímulo para acomodar se produce por el juego de varios factores. Entre ellos se encuentran el cambio de la imagen retiniana, el movimiento del objeto en la mirada, su tamaño y distancia aparente así como influencias binoculares; lógicamente tienen que encontrarse implicadas funciones corticales superiores, especialmente la atención.

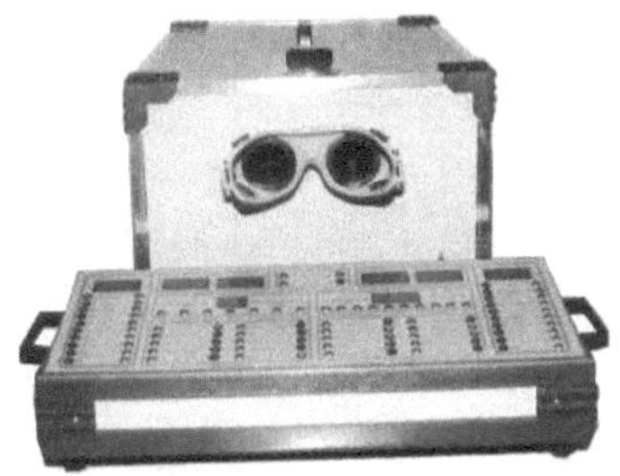

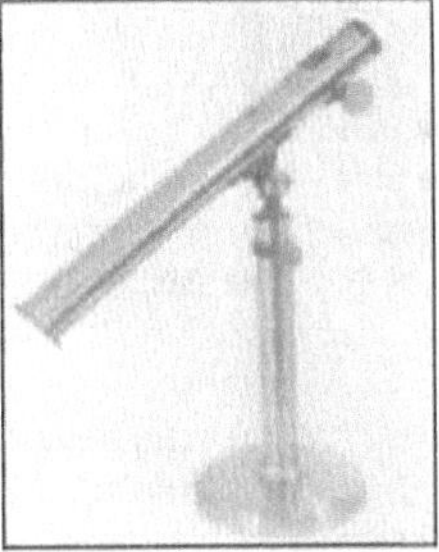

Los mecanismos e interrelaciones entre ellos aún no se encuentran completamente clarificados pero sí algunos análisis experimentales. El borramiento de la imagen retiniana cuando el punto focal se desvía por detrás de la retina es ciertamente importante. Esto se puede apreciar con el optómetro, un instrumento que permite observar la imagen de un objeto en la retina. Cuando un emétrope joven mira un objeto distante, la imagen en la retina se observa bien focalizada; si introducimos una lente convergente en el sistema de manera que la imagen se focalice por delante de la retina, no se produce ninguna reacción; pero al introducir una lente divergente el punto final se sitúa por detrás de la retina y dentro de una fracción de segundo, se produce un esfuerzo de acomodación que vuelve a focalizarla en la retina, que vuelve a relajarse cuando se quita la lente. Es interesante que lo que es importante es la desfocalización de la imagen en una dirección en particular, no el borramiento de la imagen en si mismo, porque la borrosidad de un objeto diana que no se encuentre focalizado, como demostró Fincham (1951), no tiene el mismo efecto. Además, sólo actúa un grado moderado de borrosidad y así Fincham encontró que grados de borrosidad mayores a 1´25D no producen ningún efecto.

El hecho de que alrededor del 60% de los individuos no presenten reacción cuando se utiliza luz monocromática hizo que Fincham sugiriera que la aberración cromática pueda jugar un papel importante; como hemos visto para la refracción hipermetrópica el punto-imagen blanco se encuentra rodeado de un círculo rojo y es posible que el ojo distinga el modelo de aberración de esta manera. Este no es el único estímulo como se aprecia en el hecho de que la respuesta no es invariable y que el defecto resultante de la ausencia de aberración cromática se compensa con rapidez enseñando al individuo a relacionarlo con otra cosa. Fincham también encontró que al cesar los movimientos de búsqueda del ojo, desaparece el reflejo; este requerimiento de que la imagen atraviese constantemente el área central de la retina garantiza que los círculos borrosos de la imagen fuera de foco caigan con diferentes grados de oblicuidad en los conos foveales y sugiere que la sensibilidad direccional en el efecto Stiles-Crawford es una necesidad importante para la acomodación en condiciones acromáticas. Otros investigadores también estudiaron el papel de las aberraciones monocromáticas en la acomodación (Charman y Tucker, 1977; Walsh y Charman, 1989). Los estudios teóricos (Wilson et al, 2002) demuestran que la combinación de aberraciones de orden superior con la desfocalización producen diferentes planos focales dependientes del signo de esta desfocalización, sugiriendo que el sistema visual podría determinar la dirección correcta de la dirección del foco basado en estas diferencias.

De forma más sutil también influye la composición espectral de la luz (Aggarwala et al, 1995; Seidemann y Schaeffel, 2002; Rucker y Kruger, 2004; otros). Numerosos estudios muestran que la acomodación, medida como equivalente del error refractivo, tiende a quedarse por detrás del plano focal óptimo durante la lectura (retraso de la acomodación) (Gwiazda et al, 1993; Seidemann y Schaeffel, 2003; Mutti et al, 2006; otros). Este retraso en la acomodación es muy variable pero se ha calculado que tiene una media de 0´3 a 0´4D, a pesar de ello la imagen sigue percibiéndose clara, quizás a causa de la activación de mecanismos neuronales "de nitidez de imagen" (Webster et al, 2002). También se pueden producir mejoras temporales en el foco debido a las fluctuaciones de la acomodación. Considerando todos estos factores, la acomodación puede proporcionar un enfoque óptimo para la visión cercana dentro del rango de profundidad de foco del ojo. La aberración cromática longitudinal, teniendo en cuenta los factores ópticos, hace que la acomodación caiga en la fóvea en el rango verde-amarillo con 550-570 nm (Kruger et al, 1993; Marcos et al, 1999). Debido a esto los conos azules se encuentran inevitablemente expuestos a una desfocalización miópica de cerca de 1D y quizás esta sea la razón de su ausencia en el centro foveal en la mayoría de los humanos (Gegenfurtner y Sharpe, 1999). Lee et al (1999) encontraron que las aberraciones cromáticas dirigen la acomodación tanto para objetos estáticos como móviles. Brinde y Recoger (2000) encontraron que la acomodación se relaciona con la aberración cromática longitudinal; los humanos acomodamos peor en el azul que en el rojo. Seidemann y Schaeffel (2002) y Rucker y Kruger (2004) realizaron un hallazgo sorprendente al comprobar los resultados de Brinde y Recoger, y es que la acomodación mejora con longitudes de ondas inferiores a 430 nm. Aparentemente, la imagen sobre la retina se desfocaliza activamente de manera miópica en cerca de media dioptría, y el "retraso" de la acomodación se invierte en un "adelanto" (sobre-acomodación en el azul profundo) lo que se puede interpretar que los conos azules "prefieren" una defocalización miópica en las condiciones normales diarias y sobre-estimula la acomodación. Esta hipótesis asume que por debajo de los 430 nm se estimulan preferentemente los conos azules. Graef K y Schaeffel F (2012) encontraron que la acomodación en el azul profundo se encuentra controlada preferentemente en la región parafoveolar donde se encuentran los conos sensible a longitudes de ondas cortas, y viene a reafirmar el control foveolar (nitidez de imagen) sobre el control de la acomodación.

Fernández y Artal (2005) y Chen et al (2006), utilizando ópticas adaptativas para corregir distintas aberraciones, no llegaron a resultados concluyentes porque mientras que Fernández y Artal encontraron un aumento significativo de la respuesta de acomodación al corregir las aberraciones asimétricas (astigmatismo y aberraciones de 3º orden) Chen et al no lo encontraron. Tampoco lo encontraron López Gil et al (2007), pero sí Stark et al (2009) con respecto a las monocromáticas.

Marcos et al (2008) y Gambra E et al (2009) encontraron que la ausencia de aberraciones de orden superior hace más eficaz la respuesta acomodativa y que existe una fuerte correlación entre la mejoría de la acomodación y la degradación impuesta sobre la retina por las aberraciones de orden superior.

Los mecanismos propioceptivos de la convergencia también toman parte en el estímulo. Cuando se reducen estos estímulos también disminuye la acomodación y cesa en su ausencia; por este motivo disminuye la amplitud de la acomodación con la disminución de la luminosidad del fondo. Realmente el mínimo de luz requerida para producir la acomodación sólo es ligeramente superior (0´25 unidades logarítmicas) que el umbral de visibilidad.

La *Estimulación física* también puede provocar la acomodación, como es el caso del tamaño aparente, la distancia aparente y la estereopsis. El efecto de la distancia aparente se ejemplifica con el estéreo-efecto de Pulfrich donde, cuando se ejerce la fusión, la bola de un péndulo parece no obedecer a un movimiento rectilíneo sino que sigue un camino elíptico; durante la aproximación ilusoria de la bola se produce la acomodación, miosis y convergencia.

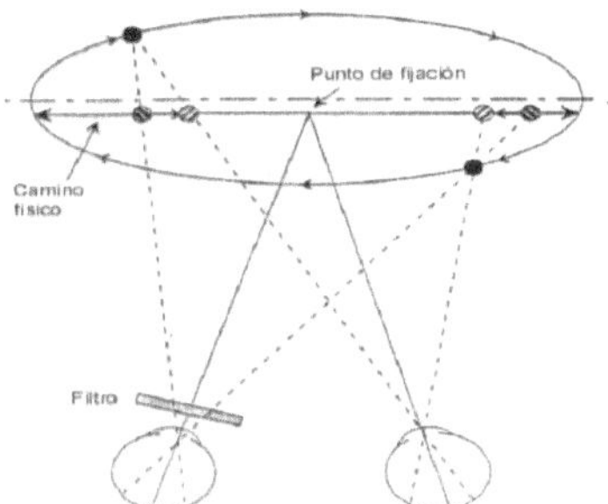

 El efecto Pulfrich (1922) se produce al observar el movimiento oscilatorio de un péndulo en un plano frontal al observador y le colocamos un filtro gris o coloreado delante de uno de sus ojos (este efectos es la base de la tecnología 3D). El péndulo parece seguir un movimiento elíptico en profundidad con el eje mayor coincidente con el eje real del movimiento; éste es a favor de la aguja del reloj cuando el filtro se coloca delante del ojo izquierdo y anti-horario si se coloca delante del ojo derecho.

Este efecto se debe a un retraso temporal en la llegada de la información a la corteza visual; el ojo "filtrado" ve la imagen en un momento anterior al que lo hace el otro ojo (menor latencia). Esta disparidad binocular la resuelve el cerebro proyectando la imagen cíclope al punto de intersección del eje visual. Esta hipótesis de la latencia predice con corrección que el efecto Pulfrich aumente con un filtro de mayor densidad y depende de la distancia de observación, iluminación y fondo (Lit A 1960,68).

El estado de la acomodación en ausencia de estímulo

En ausencia de estímulos para conseguir una imagen retiniana nítida en ojos no presbíopes se produce una cierta cantidad de acomodación; ésta se produce en la oscuridad cuando el ojo se vuelve miope de 0´5 a 1´5D (miopía nocturna) o cuando no hay imágenes en los contornos de la retina como sucede en los espacios vacíos durante el vuelo a grandes alturas (miopía del espacio).

La historia de la miopía nocturna se remonta a los astrónomos de Mesopotamia quienes no podían observar con facilidad a las pequeñas estrellas en la oscuridad. Este fenómeno fue descrito por muchos investigadores pero su descubrimiento se le ha atribuido a Lord Rayleigh aunque, como ha señalado Levene (1965), el primer escrito fue el realizado por Nevil Maskelyne (1789) que encontró que su corrección miópica normal aumentaba en 1D cuando trabajaba de noche. Este hecho fue corroborado por William Kitchner (1824), una persona excéntrica cuya afición era la óptica, la cocina y la música; y de forma paralela por Sir William Herschel (1800) en Inglaterra y por E.S. Holden (1881) en Norte América sobre la capacidad de los telescopios para penetrar en el espacio durante la noche. Este fenómeno fue estudiado por Lord Rayleigh que, independientemente del descubrimiento de Maskelyne, describió cómo se volvía corto de vista cuando trabajaba en una habitación oscura. Después muchos investigadores estudiaron este problema, como Jackson (1888) que fue el primero en introducirlo en la literatura oftalmológica, y Schoute (1903), pero no fue hasta la II Guerra Mundial, con el problema de los vuelos nocturnos, donde adquirió un gran interés.

Al mismo tiempo, se hicieron evidentes en aviadores dificultades similares cuando volaban a gran altura durante el día y se comprendió que la miopía nocturna era un ejemplo del aumento de la acomodación que se produce cuando no hay imágenes del contorno en la retina (miopía del espacio). Se puede inducir una miopía del mismo tipo, del orden de -1´4 a -2´5D) mirando en un microscopio (miopía instrumental) que también puede deberse a una alteración en la respuesta a la distancia percibida (sensación psicológica de proximidad) (Richards OW, 1976, otros).

Campbell (1954) demostró el cambio de curvatura del cristalino en la miopía nocturna y que se debía al acto de la acomodación mediante fotografías de las imágenes de Purkinje en oscuridad total, pero su presencia no se debe completamente a la acomodación. De los otros factores que contribuyen al efecto total debe mencionarse la influencia de la aberración cromática, como ya sugirió Maskelyne, asociado con el desplazamiento de Purkinje en la sensibilidad espectral debido al cambio de visión desde el cono al bastón, la aberración esférica resultante del aumento del tamaño de la pupila y al efecto Stiles-Crawford relativo a la sensibilidad direccional de los conos retinianos. Es interesante que, como con otros esfuerzos de la acomodación, la miopía nocturna se asocia con la convergencia aunque los dos cambios no se correlacionan estrictamente en completa oscuridad y con la miosis, junto con una disgregación del reflejo cercano. Sin embargo, en general, la amplitud de la acomodación se reduce considerablemente en la oscuridad, no sólo existe una aproximación al punto lejano sino también un retroceso del punto próximo, induciéndose una presbiopia nocturna. Finalmente, como sugirió Weale (1960), en la oscuridad o en un medio sin contornos como en la niebla, la visión se centra en la longitud del brazo.

El fenómeno de la miopía nocturna se debe distinguir del astigmatismo nocturno que es atribuible al uso de la región para-macular de la retina con su alta capacidad de adaptación, por lo que con este ángulo de visión, el eje visual tiene un ángulo mayor con el eje óptico que el existente con la visión fotópica usual.

Características temporales de la respuesta

Cuando la retina recibe el estímulo para acomodar, el tiempo de respuesta durante el cual se analiza el estímulo y se inicia la respuesta es notablemente corto, aunque no tan corto como otros reflejos visuales. Campbell y Westheimer (1960), con un método optométrico encontraron encontraron que cuando el objeto a mirar se aproxima al ojo el periodo de latencia era de 0´36 ± 0´089 sg; el tiempo de reacción para el cambio del cerca al lejos es algo mayor con una media de 0´38± 0´08 sg. De acuerdo a estas medidas, el tiempo de reacción para la acomodación es considerablemente mayor que la respuesta miótica a un objeto cercano (0´26 sg, Kawahata, 1954), el doble que el movimiento de vergencia fusional (0´20 sg, Westheimer y Mitchell, 1956) y tres veces mayor que para un movimiento sacádico lateral. Por otro lado, realizando películas de las imágenes de Purkinje, Bleichert et al (1960) encontraron un periodo de latencia ligeramente más corto (de 0´2 a 0´25 sg). La velocidad de la respuesta para un cambio de 2 a 10D es de 1 a 1´7 sg (Campbell y Westheimer, 1960; Bleichert et al, 1960). Cuando la diana se mueve lentamente, con lo que el proceso de focalización es gradual, la acomodación no cambia de manera continua sino con fluctuaciones por lo que la magnitud de la respuesta no es siempre correcta y puede equivocarse en una dirección errónea.

Oscilaciones de la acomodación

Como señaló Collins (1937), utilizando un refractómetro electrónico, se producen constantemente micro-oscilaciones en la acomodación de ojos no presbíopes. Arnuff et al (1951-55) estudiaron en profundidad este fenómeno utilizando una técnica oftalmoscópica muy sofisticada, por Glezer y Zagorutko (1955) mediante mediciones del radio de curvatura anterior del cristalino, por Whiteside (1957) mediante la cinematografía de las variaciones en la tercera imagen de Purkinje y por Campbell utilizando un fotómetro infrarrojo. Las magnitudes de estas fluctuaciones son pequeñas variando entre 0´04 y 0´14D, tienen el componente dominante en la región de 0´5 ciclos/sg, y con un agrandamiento pupilar de cerca de 2 ciclos/sg. Campbell consideró que sólo se producían durante la acomodación y que desaparecen al mirar hacia el infinito o durante la cicloplejia, pero Arnulf encontró que estaban presentes en un grado mínimo cuando la acomodación se encuentra relajada, esto último fue corroborado por Millodot (1968) quien sugirió que los resultados negativos de Campbell se debían a un "ruido" inherente del aparato. Este fenómeno se puede apreciar mirando al anillo de von Helmholtz (una especie de disco de Plácido); cuando la cabeza y la diana se encuentran bien fijadas, un sujeto vé un sistema de movimientos en sector, unas oscilaciones que se corresponden a las variaciones en la acomodación. Este fenómeno tiene poca influencia sobre la agudeza visual, sólo cuando se compensa la aberración cromática mejora y también cuando se eliminan las micro-fluctuaciones con ciclopléjicos.

Las fluctuaciones de la acomodación se deben, obviamente, a la actividad normal del músculo ciliar y son comparables al temblor motor que se observa en todos los músculos; como se observa en el ojo con las variaciones constantes en el diámetro de la pupila y con los movimientos del globo (sacádicos) que evitan la fijación absoluta. Swegmark (1968) los registró electricamente montando electrodos en la superficie perilimbal de una lentilla de succión. Con un sistema de seguimiento de doble imagen de Purkinje (dPi tracker), se encuentran unos sobre-impulsos o picos durante los sacádicos oculares del cristalino que se relacionan con el nivel de acomodación (Deubel y Bridgeman (1995); Crane y Steele (1978) lo atribuyeron a un movimiento lateral del cristalino. Estos "picos" son similares a los sacádicos dinámicos que se registran con un fotodiodo y que se presentan al final del sacádico cuando el ojo sobrepasa la posición deseada y retrocede rápidamente hacia ella. También se han encontrado en ojos prebíopes (He L et al, 2010) indicando que se encuentra preservada la función del músculo ciliar.

En los tres rasgos asociados con la acomodación: contracción del músculo ciliar, miosis y convergencia, se producen oscilaciones similares. En el sistema muscular estas oscilaciones se deben a la retro-alimentación de los receptores de estiramiento hacia el sistema nervioso central para mantener la tensión deseada. En el mecanismo de la acomodación, la información sensorial proviene de la retina, dependiendo de las condiciones de la focalización y la presencia de una imagen borrosa, aunque con probabilidad también se encuentren implicado los mecanismos de búsqueda y la sensibilidad direccional de los conos.

LA VÍA NERVIOSA

Como toda actividad autónoma es probable que la acomodación se encuentre sometida a un doble sistema antagónico, el simpático y el parasimpático, cuyas fibras se distribuyen sobre todas las fibras musculares en una red sincitial; otras fibras nerviosas que viajan con la primera división del trigémino desde el ganglio semilunar terminan como bulbos sensoriales en el tejido conectivo sin contacto con las propias células musculares.

Es probable que el conocimiento de la distancia del objeto provoque esfuerzos acomodativos que se originen en centros frontales; la borrosidad de la imagen retiniana se detecta en la corteza pre-estriada y se corrigen a través de tractos occipito-tectales (Jampel RS, 1959 en macacos). Desde un punto teórico puede existir un centro para la vergencia acomodativa en el cerebro medio (Wilson D, 1973). El núcleo de Edinger-Westphal se puede dividir funcionalmente en una parte rostral relacionada con la acomodación, una parte dorsal con la constricción pupilar y una parte intermedia que al estimularla produce acomodación y constricción pupilar (Jampel RS y Mindel J, 1967).

El sistema parasimpático es el efector principal y se conoce bien su recorrido periférico. Las fibras mielínicas salen del núcleo par de Edinger-Westphal, situado en la sustancia gris central del tegmentum, inmediatamente dorsal al correspondiente núcleo óculo-motor en su 2/3 rostral; actúa como el componente parasimpático esencial del complejo óculo-motor. Jampel y Mindel (1967), mediante la estimulación eléctrica de esta región en monos, consiguieron cambios en la acomodación de hasta 12D, y Chin et al de hasta 28D, estos cambios disminuyen con la instilación de homatropina y fenilefrina y aumentan con ecotiopato.

La estación celular periférica es el ganglio ciliar y, quizás, el ganglio escleral accesorio de Axenfeld, desde donde las fibras penetran en el globo a través de los nervios ciliares cortos. Se acepta que la estimulación de estas fibras produce la contracción del músculo ciliar. Törnquist (1967) encontró en monos que el efecto máximo se obtenía con una variación del estímulo de 20 a 50/sg dando un cambio de 6 a 11D, es decir, una respuesta menos efectiva que la obtenida por agentes farmacológicos como la pilocarpina en monos (Törnquist, 1964) o en el hombre (Fincham, 1955). Se desconoce el sitio o sitios de las conexiones supranucleares pero Jampel (1959) obtuvo un aumento bilateral en la acomodación, miosis y convergencia con la estimulación farádica del área 19 en la corteza occipital en monos.

La inervación simpática viaja con otras fibras simpáticas de la cabeza en el tronco simpático cervical a través de sinapsis en el ganglio cervical superior, a lo largo del plexo de la carótida interna y hacia el ojo, principalmente a través de los nervios ciliares largos, con una posible vía subsidiaria por los nervios ciliares cortos a través del ganglio ciliar. El papel que juega en la acomodación no fue reconocido por los escritores clásicos aunque Jessop (1888) y Morat y Doyon (1891) sugirieron un efecto relajante sobre la acomodación como resultado de sus investigaciones en la estimulación del ganglio simpático cervical. Durante medio siglo continuó la discusión, pero la clínica y las observaciones experimentales clarificaron el problema.

Se ha demostrado en el gato, conejo y perro que la estimulación de la terminación periférica del nervio simpático cortado o del ganglio cervical superior produce un aplanamiento notable del cristalino y un aumento en la hipermetropía medida tanto por retinoscopia como por fotografías de las imágenes de Purkinje, tanto si el ojo se encuentra atropinizado como si no, si se encuentra intacto el III par craneal como si no, y cuando se eliminan los efectos de la presión sobre el ojo al cortar la musculatura extra-ocular. En estos animales, la estimulación simpática tiene un efecto mayor que en el mono, una diferencia que probablemente se deba a la mayor inervación α-adrenérgica en los primeros. Eliminando el ganglio simpático cervical superior en los gatos se produce una disminución permanente de la hipermetropía, y la estimulación de los nervios óculo-motores produce miopía tanto si se corta como si no el nervio simpático. Se produce un cambio hipermetrópico repentino tras estímulos sensoriales excitadores en el caso del conejo y también en el hombre.

Desde el punto de vista farmacológico, Graves (1926) señaló que un paciente donde se había reabsorbido el cristalino después de un traumatismo y la cápsula permaneció intacta, estaba relativamente preparado para la visión al lejos y, después de instilar cocaína, quedaba para la visión cercana. Además Poos (1928) encontró que la instilación de adrenalina no producía reacción en el ojo normal pero disminuía la acomodación cuando se paralizaba el simpático; ésta es una acción exactamente comparable con la dilatación paradójica de la pupila con la adrenalina. Señaló que la cocaína afectaba por igual al iris y al cuerpo ciliar. Con fenilefrina al 10% (agonista alfa-adrenérgico) se ha encontrado una disminución de la amplitud de la acomodación pero no del punto de reposo (de la acomodación) (Garner LF et al, 1983) sugerente de que no se trata de un simple balance simpático/parasimpático ya que esta droga no cambia el tono del músculo ciliar. Por otro lado, Gilmartin B et al (1984), utilizando maleato de timolol un antagonista beta-adrenérgico si encontraron cambios en el punto de reposo de la acomodación en ausencia de estimulación visual.

Heath (1936), Cogan (1937), Siebeck (1953) y Biggs (1959), entre otros, encontraron que las drogas simpaticomiméticas se oponen a la acomodación.

Desde el punto de vista clínico, se ha demostrado que en el síndrome de Horner, donde se paraliza el simpático, le ocurre lo mismo a la acomodación, el punto próximo se aleja de 1 a 4 cm. Dybicka (1963) encontró un efecto similar al bloquear el ganglio cervical superior con procaína en el hombre. Inversamente, existen datos de que la irritación del simpático o su sobre-actividad en el hipertiroidismo, tiende a hacer retroceder el punto próximo.

El mecanismo de la influencia simpática ha originado controversia. Se suponía que el parasimpático producía la acomodación por medio de la contracción de las fibras circulares del músculo ciliar (músculo de Müller), mientras que el simpático contraía las fibras meridionales (músculo de Brücke) por el que se efectuaba la acomodación activa para la visión lejana. Por otro lado, Morgan (1946) sugirió que el simpático, que también es vasoconstrictor, actuaba mediante la disminución del volumen sanguíneo del músculo ciliar y se aumentaba la tensión en la zónula. Aunque los experimentos de Fleming (1957-59) y White y Wood (1962) muestran que con la estimulación simpática los cambios en la refracción son paralelos a los cambios vasculares en el cuerpo ciliar; el hecho de que en el ojo enucleado las drogas simpaticomiméticas o la estimulación de los nervios ciliares largos inducen cambios en la acomodación demuestra que el efecto no es enteramente vascular. Además la distribución de ambos tipos de nervios a todas las fibras musculares sugiere que, como en otras actividades autónomas, existe una actividad neural antagónica compuesta por un mecanismo parasimpático predominante para la visión cercana y un mecanismo simpático subsidiario para la visión lejana.

Sin embargo, la extensión del papel jugado por el simpático no debe exagerarse. Los datos en favor de su papel en el hombre y ciertas especies son razonablemente convincentes pero los experimentos de Törnquist (1966-67) en monos que muestran que la estimulación del simpático contra un fondo de actividad parasimpática sólo produce un efecto tardío y ligero, viene a indicar que el simpático sólo juega una parte menor en el control de la acomodación.

EL MECANISMO EFECTOR

Ya hemos visto que el factor esencial en la acomodación es la contracción del músculo ciliar que determina un cambio en la morfología del cristalino; consiste en un acto reflejo llevado a cabo sin ningún esfuerzo consciente. Con ella se asocian dos fenómenos que aunque no la acompañan en todas las ocasiones se suelen producir juntos, la contracción pupilar y la convergencia. Como acciones asociadas se les ha denominado *Sinquinesis* (σύν, con; κίνφσις, movimiento) y los tres componentes juntos constituyen la "reacción próxima", triada de la acomodación o triada del cerca (Marg E y Morgan MW Jr, 1949-50). Ya hemos dicho que el estímulo para la acomodación es un cambio en la vergencia de la luz; sin embargo si acercamos un objeto en la línea media, las imágenes salen temporalmente de la fóvea lo que resulta en un estímulo para la convergencia en la acomodación binocular. La contracción de la pupila en la visión próxima también es un acto reflejo y la configuración del núcleo óculo-motor sugiere que las tres funciones se encuentran relacionadas, aunque su asociación no es tan íntima como para constituir un acto reflejo único. Algunos autores propusieron que existe una relación fija entre la convergencia y la acomodación (Maddox, Ames y Gliddon, Ogle y Prangen, Morgan, etc) pero aunque su asociación es muy estrecha existe un cierto grado de elasticidad; probablemente se encuentre determinado en gran medida por la acomodación que admite un grado considerable de ajuste para el mantenimiento de una visión clara por lo que, por ejemplo, la hipermetropía puede ejercer un grado mayor de acomodación que la convergencia con el objetivo de mantener la claridad de la visión de un objeto cercano y, al mismo tiempo, dirigir los ejes visuales hacia el objeto. Por ello existe una relación innata para que un hipermétrope pueda desarrollar un estrabismo acomodativo, y su corrección condiciona el ajuste mutuo mediante ejercicios de ortóptica. De las dos funciones, visión clara y binocularidad, el primero y más antiguo es de mayor significación práctica y por ello toma la pre-eminencia sobre el que se adquiere el último que tiene una función más plástica, la convergencia.

Contracción ciliar

Aunque la contracción del músculo ciliar determina primariamente el acto físico de la acomodación, es evidente que su logro envuelve dos factores: la facilidad con la que el cristalino puede cambiar su forma y la potencia del músculo ciliar para producir este cambio. Si no se pudiera cambiar la forma del cristalino no se efectúa la acomodación porque el músculo no tiene de donde tirar, y lo contrario un músculo paralizado no será capaz de inducir cambios efectivos en el cristalino. E. Fuch (1922) prestó atención a esta doble consideración y los diferenció como acomodación física y fisiológica. La acomodación física se mide en dioptrías. Flieringa (1923) introdujo el término de *miodioptría* como unidad del componente fisiológico y propuso que puede expresar la potencia de contracción del músculo ciliar para producir un cambio refractivo del cristalino de 1D. La disminución de la acomodación física es evidente en la presbicia, la disminución de la potencia fisiológica del músculo puede producirse a cualquier edad y, en opinión de Fuch y Jackson (1922), su deficiencia se trata de compensar con un sobre-esfuerzo del músculo ciliar que puede ser responsable de la ilusión de micropsias y de los síntomas de astenopia y tensión ocular.

La distinción entre el músculo ciliar y la respuesta del cristalino se vuelve especialmente importante en la consideración de la presbiopia a consecuencia de la alteración en las propiedades físicas del cristalino. Las medidas exactas de estas propiedades físicas a diferentes edades son necesarias antes de poder ser capaces de evaluar su importancia relativa en la presbiopia del cristalino y en la potencia de la contracción muscular. La medición del grado de acortamiento del músculo ciliar es de suma importancia porque puede depender tanto de la respuesta del cristalino como de otros factores asociados con la acomodación. Las dificultades para su evaluación vienen dadas por dos motivos. Mientras que la contracción del músculo ciliar y el cambio de forma del cristalino se encuentran estrechamente relacionadas, en los experimentos que utilizan a uno como índice del otro en el hombre depende de una respuesta subjetiva que puede ser irreal tanto por influencias binoculares como de la profundidad de foco del ojo; realmente las mediciones objetivas del grado de acomodación obtenidas por optometría o estigmoscopia indican la irrealidad de algunas respuestas subjetivas.

Se asume que la actividad del músculo ciliar es paralela con los fenómenos asociados con la acomodación, la convergencia y la miosis pero aunque la estimulación sea paralela no existen garantías de que la respuesta del músculo o del cuerpo ciliar sea siempre la misma. Por ejemplo, la naturaleza de la relación entre la acomodación y la convergencia es muy compleja porque, aunque las dos funciones se encuentran interconectadas, cada una de ellas se encuentran sujetas a otras influencias e, inversamente, el estímulo para la convergencia no deriva por completo de la acomodación aunque es probable que la respuesta del primero a un cambio en la acomodación se corresponde a la interrelación entre las dos funciones.

Ya se ha señalado que por estimulación eléctrica de ojos de animales, Cramer (1851) vio que la respuesta lenticular se debía a la acción muscular, no obstante los registros de las contracciones musculares son difíciles de interpretar.

Miosis

La contracción de la pupila durante la acomodación, el reflejo de visión cercana observada por Scheiner en 1619, tiene varias funciones. La disminución de la abertura del sistema disminuye las aberraciones ópticas y elimina las asociadas con la periferia, corta el aumento relativo de luz que penetra en el ojo desde el objeto cercano y aumenta la profundidad de foco; de hecho, antes de la invención de las gafas, la contracción de la pupila suministraba el único alivio contra las desventajas de la presbicia. El estímulo para la contracción pupilar se asocia con el aumento de la inervación para la acomodación y no es necesariamente paralela a la ejecución física de la acomodación; así Alpern et al (1958) encontraron que en un sujeto cuya respuesta máxima de acomodación era de +6D, la pupila seguía disminuyendo de tamaño cuando el estímulo para acomodar se aumentaba a +9´5D. Esta miosis inducida no alcanza la totalidad de la contracción disponible; algunas investigaciones han encontrado que las pupilas más pequeñas pueden contraerse aún más al estimular con una luz brillante el otro ojo, mientras que el grado de miosis varía con la luminosidad aunque el cambio en el estímulo de la acomodación permanezca constante.

En el macaco el reflejo de cerca se provoca mediante la estimulación de las áreas 19 y 22 de Brodmann, pero lo publicado por Schubert y Burian de que la miosis acompaña a la fusión de dos imágenes retinianas (reacción de fusión) no fue confirmado por Marg y Morgan (1950) utilizando una buena técnica haploscópica.

Convergencia

Cuando los ojos miran hacia un objeto cercano, los ejes visuales deben dirigirse hacia él sí se quiere mantener la visión binocular. La unidad de convergencia se mide en metro angulares (m.a.): la cantidad que se requiere para converger sobre un objeto situado a 1 metro de distancia. De lo anterior se sigue que la cantidad de acomodación requerida para esta finalidad es de 1D, es decir, que la cantidad de acomodación expresada en dioptrías es igual a la cantidad de convergencia expresada en metros angulares.

Es evidente que la acomodación y la convergencia trabajan juntas, sino de una manera exacta al menos lo hacen en armonía. Por ello cuando se estimulan los ojos para converger también se induce la acomodación; este proceso es lo que se denomina *acomodación convergente* y se puede producir como un reflejo dentro del estímulo de un cambio en la vergencia de la luz. Inversamente, si un ojo acomoda, se produce la convergencia que se denomina *convergencia acomodativa*.

Aunque normalmente las dos funciones se realizan juntas, cada una se puede ejercer por separado. Así un objeto puede verse de forma distinta por un emétrope si se altera la acomodación o la convergencia mediante una lente esférica o un prisma con lo que se altera el balance entre ambas funciones. Además, la convergencia continua aunque la acomodación falle en la presbicia o se halla paralizado el músculo ciliar con atropina; además veremos que el hipermétrope tiene un exceso de convergencia y el miope lo contrario. Sin embargo, la cantidad de disociación que es posible no es

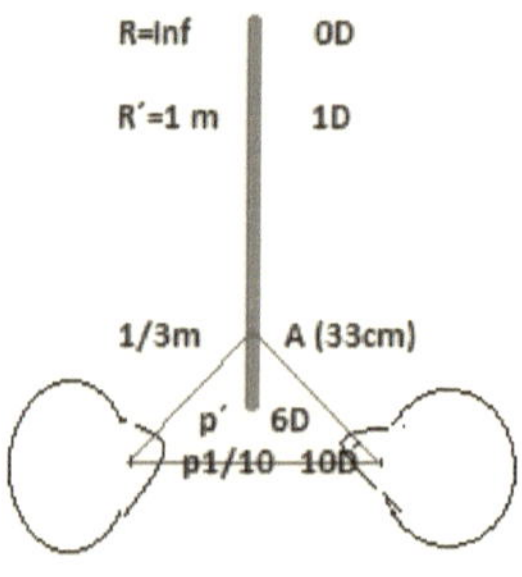

ilimitada y el esfuerzo para disociarlas produce un distrés considerable y, realmente, la cantidad necesaria de disociación puede ser imposible de conseguir en ciertas situaciones. La cantidad de acomodación que es posible ejercer mientras la convergencia permanece fija se denomina *acomodación relativa*, la cantidad en exceso de convergencia se llama *positiva* y por debajo *negativa*.

El sujeto es emétrope y tiene su punto lejano (R) en el infinito y en punto cercano en (p) a 10 cm. Supuesto que mira a un objeto (A) situado a 33 cm, tendrá que ejercer 3D de acomodación y 3 m.a. de convergencia. Se coloca una lente cóncava delante de sus ojos hasta que el objeto se vuelve borroso; si se produce con una lente de -3D ha aumentado su acomodación de 3 a 6D y su punto cercano relativo (p´) es una distancia equivalente a 6D, esto es, 17 cm. Ahora las sustituimos por lentes convexas y encontramos que vuelve borrosa con 2D. Ha relajado su acomodación en 2D, es decir, pasa de 3 a1 y su punto lejano relativo (R´) se encuentra a una distancia del ojo equivalente a 1D, es decir 1 metro. Para una convergencia de 3 m.a., el punto lejano a 1 metro, el cercano a 17 cm, el rango relativo de acomodación es de 83 cm (R´p¨) de los que 67 (R´A) son negativos y 16 cm (Ap´) positivos, y la amplitud relativa es de 5D, de los que 2 son negativos y 3D son positivas.

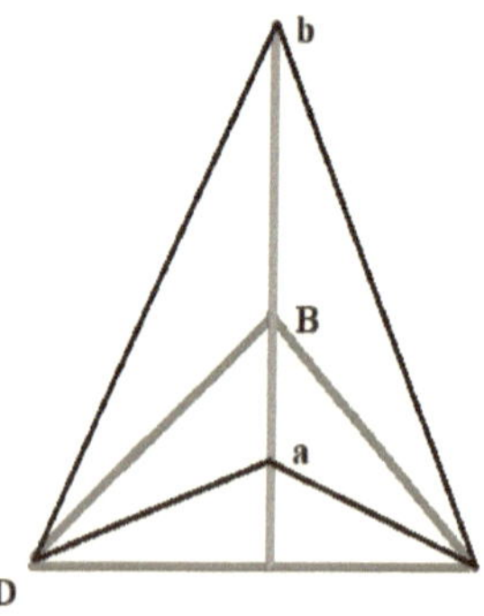

Es evidente que cuanto más próximo se encuentre el objeto al ojo más pequeño será el rango positivo y mayor el negativo. En el otro extremo, si los ojos son emétropes y el objeto de la fijación se encuentra en el infinito no habrá acomodación negativa y lo contrario. Por ello mientras hay un punto lejano absoluto, un punto próximo absoluto y un rango absoluto de acomodación, existen diferentes puntos lejanos relativos, puntos cercanos relativos y un rango para cada grado de convergencia.

De manera similar, si dejamos constante la acomodación, la convergencia puede variar. La cantidad de convergencia que puede ejercerse o relajarse se denomina *convergencia relativa*. Se puede medir acomodando a un objeto físico y variando la convergencia con prismas. El prisma más fuerte, con base externa, que se puede tolerar sin diplopia es la medida positiva (Ba) de la convergencia relativa (ab) o la cantidad que puede aumentar la convergencia normal.

De manera similar el prisma más fuerte, con base interna, que se puede soportar es la medida de la porción negativa (Bb) de la convergencia relativa, y representa la cantidad que se puede relajar la convergencia.

Acomodación binocular

No sólo se relacionan la acomodación y la convergencia sino que también tienen efectos mutuos. Se aprecia en el exceso de acomodación binocular sobre la mono-ocular que, en promedio, es de 0´5D y puede alcanzar 1´5D.

Duane (1925) dio las siguientes cifras:

- Sobre 17 años= 0´6D   - De 18 a 31 años = 0´5D

- De 32 a 53 años = 0´4D   - Más de 54 años = 0´3D.

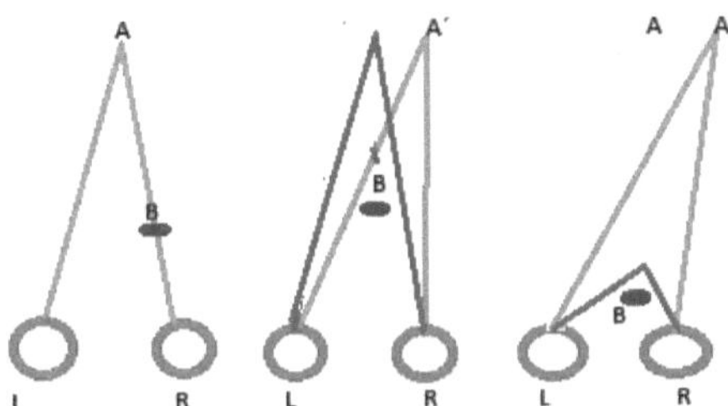

Se ha establecido que esta eficacia adicional de la acomodación se debe al estímulo derivado de la convergencia. No se debe a la contracción pupilar acompañante porque se produce independientemente de ella; no se debe a un aumento de la agudeza visual dependiente de la fusión de las imágenes de ambos ojos porque el aumento es notable en pacientes amblíopes o que tienen un estrabismo divergente que permite un exceso de convergencia pero no la fusión de las imágenes.

Las dos funciones se encuentran muy entrelazadas fisiológicamente y parece que su máxima eficacia sólo se obtiene si, trabajando conjuntamente, se mantiene su acción sincinética.

La convergencia binocular se produce si se ocluye uno de los dos ojos o si el objeto se sitúa asimétricamente. Así, si un objeto relativamente lejano (A) se localiza en la línea media entre los dos ojos y se le propone fijar un segundo objeto (B) delante y más próximo al ojo derecho, ambos ojos se dirigen hacia la derecha hasta el bisector del ángulo de convergencia que incluya el nuevo punto de fijación; después de esto se produce la convergencia al nuevo punto de fijación. Sin embargo, este no es un movimiento simple porque mientras se produce la convergencia del OI hacia el objeto, el derecho realiza un salto sacádico rápido hacia fuera asociado con el otro ojo y luego vuelve a su posición original como respuesta a la convergencia binocular en B. Si en la misma circunstancia se ocluye el ojo izquierdo (el que no fija), no se observa ningún movimiento de fijación pero el ojo izquierdo converge.

Debemos recordar que la acomodación no es el único estímulo para la convergencia. Maddox (1886-

1907) diferenció tres de los siguientes:

1.- Un tono básico que mantiene los ojos en posición primaria en lugar de la divergencia de la posición de descanso.

2.- Convergencia acomodaticia, demandada por la acomodación.

3.- Convergencia fusional que mantiene la posición del ojo en la acomodación y se añadiría a ella.

4.- Convergencia proximal, inducida por la sensación de cercanía de un objeto.

Se debe señalar que la convergencia fusional no necesita mantener el objeto exactamente en la fóvea porque se permite una cierta holgura con la que se puede mantener la fusión binocular; realmente, en la fóvea, la áreas correspondientes de Panum (que tienen la misma dirección en el espacio) miden cerca de 6 minutos de arco. Esta diferencia que se permite se denomina *ángulo de disparidad* que en personas normales es pequeño pero suficiente para permitir los micro-movimientos constantes del ojo, y puede aumentar considerablemente si se mantiene la fusión en las heteroforias.

Los otros factores que estimulan la acomodación tienen un interés especial en su efecto sobre la convergencia, expresada como la magnitud del cambio en la convergencia en dioptrías prismáticas provocado por un aumento en la acomodación expresado en dioptrías; esta relación se conoce como *grado de convergencia acomodativa / acomodación* (AC/A). En el mismo individuo este ratio es muy constante, por lo que en términos generales la convergencia acomodativa varía con el estímulo de la acomodación, con una media de 3´5 Δ/D y varía sólo en 0´25 Δ en función del tiempo, pero en alrededor del 10% de la población esta relación no es lineal. Sin embargo, debemos recordar que con diámetros pupilares pequeños tienen importancia por el consiguiente aumento en la profundidad de foco que desbarata la relación lineal sólo cuando el diámetro de la pupila excede de 1´4 mm, y el grado AC/A es independiente. Inversamente, la relación normal entre la acomodación y la convergencia se puede romper en algunas personas en el acto de la convergencia voluntaria, un logro que puede aumentarse con el aprendizaje.

Este ratio se altera si cambia el tono del músculo ciliar o con la presbicia. Así los cicloplejicos aumentan la ratio y los mióticos la disminuyen, pero en cada caso la reducción de acomodación relativa a la convergencia se acompaña de la disminución correspondiente en el máximo de acomodación. Por otro lado, no hay un aumento evidente en la ratio con la edad.

El deterioro de la acomodación con la edad tiene un apoyo considerable en el modo de acción del músculo ciliar y en la naturaleza de la presbiopia. A este respecto se han expresado dos ideas opuestas que aún no ha alcanzado un consenso porque las dos son válidas. Por un lado se ha argumentado que el grado de acortamiento que se requiere para producir una unidad de cambio de acomodación aumenta con la edad, se presupone que cada fracción del rango de acomodación se corresponde a una fracción igual de la contractibilidad del músculo. El declive en la potencia del músculo ciliar puede ser un factor en el declive de la acomodación. De manera alternativa, se dice que el mismo grado de acortamiento del músculo es necesario para producir una unidad de cambio que lo dé el cristalino para una acomodación efectiva; se supone que mucha de la potencia de acomodación se encuentra latente en la presbiopia a causa de la esclerosis del cristalino. En la primera hipótesis, la cantidad de acortamiento del músculo ciliar requerido para producir un cambio de acomodación de 1D, aumenta con la edad; una persona joven posee 14D de acomodación de la que sólo usa una pequeña fracción de la potencia ciliar disponible para aumentar su refracción en 1D, mientras que la persona que ha alcanzado una edad en la que sólo posee 1D tiene que utilizar toda su potencia ciliar para producir este efecto. En la segunda, la cantidad de acortamiento del músculo ciliar requerido para producir una acomodación de 1D es el mismo en todas las edades. Resumiendo, una teoría se basa en la pérdida de potencia del músculo y en la otra aumenta la resistencia del cristalino.

La primera hipótesis fue defendida por Donders (1864) y fue apoyada por Landolt (1903), Clarke (1920), Duane (1925) y Fincham (1932-57). Los primeros autores se apoyaron en la acción de ciertos fármacos sobre el músculo ciliar, mientras que Fincham argumentó sobre los estímulos de la convergencia para la acomodación que disminuye con la edad; si el estímulo de acomodación para producir un cambio en el estímulo de convergencia permanece constante a través de toda la vida, un acortamiento dado del músculo ciliar produce un cambio más pequeño en la presbicia. Además, cuando se instila homatropina, la cantidad de acomodación inducida por la convergencia se vuelve más pequeña, mientras que con eserina aumenta. Este aumento con la eserina sugiere que el propio cristalino no es el único factor limitante. Al mismo tiempo debemos recordar que el grado de acomodación que se obtiene con el estímulo de convergencia es considerablemente menor que el resultante de la estimulación óptica. Goldmann y Aschmann (1946) paralizaron parcialmente un ojo con homatropina encontrando que la amplitud fisiológica de la acomodación siempre era mayor que la física y que la diferencia entre ellas disminuía con la edad, mientras que si la esclerosis del cristalino fuese un factor determinante debería hacerse mayor, un resultado que fue corroborado por Morgan y Harrigan (1951) en pacientes con parálisis unilaterales de la acomodación y utilizando fármacos paralizadores por Morgan (1954) y por Van Haven (1959).

La segunda hipótesis de que el deterioro de la acomodación depende de la esclerosis del cristalino fue avanzada por von Helmholtz (1856) y apoyada por Hess (1901), Gullstrand (1908), Fuchs (1922), Flieringa y van der Hoeve (1924). El efecto de la edad en la razón AC/C fue investigado por Alpern (1950) y Alpern y Larson (1960) quienes encontraron que cuando aumenta el estímulo de acomodación, aumenta el estímulo de convergencia sin ningún cambio dióptrico, unos resultados que sugieren la existencia de una relación inflexible entre los dos y que el aumento de la inervación produce un aumento en la vergencia pero no en la acomodación debido a la esclerosis del cristalino. Además de estos factores puramente prácticos, las bases teóricas para "el grado de acortamiento del músculo ciliar" se deben de establecer al definirlo con respecto a varias edades. Entre otros, los cambios con la edad fueron estudiados por Stieve (1949), Kornsweig (1951) y Weale (1963), estos primeros investigadores señalaron la dificultad para comparar el grado de acortamiento en la juventud y en los periodos finales de la vida.

La característica fisiológica esencial de la acomodación es la facultad de focalización del sistema dióptrico del ojo y el rápido ajuste a la situación visual existente, y su mantenimiento en este estado. Por lo tanto, las anomalías en la acomodación consisten en la mayoría de los casos a situaciones en las que el mecanismo de focalización es inapropiado, cambia en una dirección considerable, no puede mantenerse o se altera con facilidad.

El síntoma cardinal de estos problemas es la visión borrosa y, aunque existen diversas quejas adicionales, es útil tener en cuenta en primer lugar las características de esta afectación visual y su diagnóstico diferencial. Un estado acomodativo inapropiado contará con la presencia de una anomalía óptica relativamente fija por lo que la discapacidad visual es constante; sin embargo, cuando el estado de la acomodación es cambiante, a veces apropiada y otras veces no, el síntoma puede ser un disturbio visual intermitente. Aquí se plantea la dificultad del diagnóstico diferencial ya que existen varias enfermedades oftalmológicas que también originan borrosidad intermitente de la visión.

Puede suceder que en el momento del examen estos pacientes no manifiesten ningún signo físico anormal por lo que es importante la historia clínica. En las anomalías de la acomodación no existe una pérdida completa de la visión como ocurre en aquellas enfermedades que originan el fenómeno de la amaurosis fugaz, quizás debida a alguna afectación vascular de la retina. La perturbación visual de las anomalías de la acomodación afectan a todo el campo visual pero generalmente lo es para una determinada distancia, el cerca, una limitación que da una pista del tipo de perturbación; más aún, faltan los fenómenos visuales auxiliares como fotopsias, teicopsias, auras o halos. Pueden presentarse los síntomas de fatiga visual incluyendo quizás un dolor sordo; el dolor agudo, si existe, es raro. Los síntomas generales también son muy infrecuentes salvo en pacientes neuróticos o muy dependientes de la visión cercana. También es importante el estado de salud física y mental del paciente, así como posibles tratamientos que pueden tener una profunda influencia sobre la capacidad del ajuste acomodativo.

Fatiga de la acomodación

En conjunto, en un ojo normal es difícil que se fatigue la acomodación y en una considerable proporción de casos el uso excesivo conduce al desarrollo de una mayor amplitud (Lancaster y William, 1914). No obstante, las tareas visuales continuadas en el rango del punto próximo durante un tiempo prologado conducen a la fatiga en un individuo normal emétrope y ortofórico. En su presentación la edad es importante, así como el estado de cansancio general del organismo y la cantidad de esfuerzo acomodativo solicitado sobre el total disponible (Sédan, 1947; Dubois Poulsen y Rozan, 1947); lo anterior se observa de manera importante en la miastenia gravis (Manson y Stern, 1965). Otros dos factores importantes sobre el inicio de la fatiga de la acomodación son el estado refractivo del ojo y la potencia de convergencia.

   – Estado acomodativo y el estado refractivo.

Las diferencias en el estado refractivo implican grandes variaciones en la acomodación. El emétrope tiene una visión lejana nítida y sólo utiliza su acomodación para el trabajo cercano. El hipermétrope, para mantener una visión lejana nítida, tiene que ejercer una cantidad de acomodación equivalente a la cantidad de su hipermetropía y, para poder ver a la distancia de su mano debe suplementar aún más su acomodación. Por ello, mientras que tienen la ventaja de que pueden compensar su error refractivo mediante el esfuerzo de la acomodación, tienen la desventaja de que si quieren ver con claridad tienen que hacer un uso constante de ella y cuando necesitan utilizarla para el trabajo de cerca necesitan realizar una mayor demanda a su musculatura ciliar. El miope no puede ver con claridad los objetos lejanos mediante ningún esfuerzo de la acomodación pero tiene la ventaja de poder trabajar de cerca con un esfuerzo considerablemente menor de la acomodación que el emétrope o el hipermétrope bajo. Por otro lado, mientras que un emétrope joven o un hipermétrope bajo con una acomodación activa es capaz de ver con claridad en todos los rangos existentes en la vida diaria sin una demanda excesiva de la acomodación, un hipermétrope alto puede encontrarse incapacitado para cualquier trabajo de cerca sin la ayuda de una corrección óptica, mientras que los miopes pueden tener su punto lejano tan cerca del próximo que dentro de un rango muy limitado puede tener que aplicar la totalidad de la amplitud de acomodación para conseguir una visión clara, una circunstancia que puede implicar una tensión considerable. De nuevo, en hipermétrope o astigmatismos mixtos, el deseo de conseguir una imagen nítida implica un esfuerzo de acomodación constante. Finalmente, como el esfuerzo de acomodación de los dos ojos no se puede disociar, el error de una anisometropía no se puede conseguir con la acomodación y, al no utilizarse lentes correctoras, la imagen de uno de los ojos siempre es borrosa. Especialmente cuando el error es pequeño, esta ligera diferencia actúa como un impulso para su corrección y como el resultado final nunca se alcanza y siempre se encuentra el estímulo, puede terminar en un esfuerzo de acomodación importante. Por ello, en todos los estados refractivos, el esfuerzo de acomodación juega un papel importante en el origen de la astenopia y el desarrollo de la fatiga de la acomodación varía con el tipo y grado de ametropía.

- **Esfuerzo de acomodación y convergencia**.

Ya hemos visto que las dos funciones sincinéticas de acomodación y convergencia se encuentran estrechamente relacionadas. Sin embargo, la relación entre ellas es elástica y las dos se pueden ejercerse por separado. Así, se puede mantener la fijación y la visión clara sobre un objeto lejano si colocamos lentes débiles convexas o cóncavas delante de los ojos, en cuyo caso se realiza un esfuerzo de acomodación sin convergencia. De manera inversa, si empleamos prismas débiles puede realizarse la convergencia sin necesidad de utilizar la acomodación para eliminar la diplopia. Cuando se pierde la acomodación con la edad, se mantiene la convergencia y cuando se paraliza el músculo ciliar aún es posible la convergencia. De hecho es una suerte que esto sea así porque es necesaria una disociación de las dos en todas las formas de ametropía. El hipermétrope tiene que utilizar su acomodación en exceso de su convergencia y el miope su convergencia en exceso de acomodación. La cantidad de disociación que es posible no es ilimitada, pero puede aumentar con la práctica y presenta variaciones individuales y en el mismo individuo en diferentes épocas.

El esfuerzo para disociarlas no da a lugar a ningún problema mientras que, por otro lado, puede ser la causa de una angustia considerable; en realidad, la cantidad necesaria de disociación puede en ciertas ocasiones ser imposible de conseguir y, como la claridad de la imagen es más importante que mantener la binocularidad, se puede despreciar la fusión con lo que finalmente uno de los ojos se desvía.

La cantidad de acomodación que es posible mantener mientras que permanece fija la convergencia se denomina **acomodación relativa**; la cantidad en exceso de convergencia se considera *positiva* y la parte que se encuentra por debajo se considera *negativa*. La primera se mide por la lente cóncava mayor y la segunda por la convexa mayor con las que se puede ver con claridad un objeto. Es evidente que cuanto más cerca se encuentre el objeto al ojo, el más pequeño será positivo y el mayor el rango negativo de la acomodación. En el último, si los ojos son emétropes, cuando el objeto de la fijación se encuentra en el infinito, no existirá acomodación negativa y se encontrará que no se tolera ninguna lente convexa y, al mismo tiempo, se obtiene una buena visión. De manera similar, si el objeto se encuentra en el punto próximo, la fracción positiva se ha convertido en nula con lo que no se tolerará ninguna lente cóncava ya que se requiere de todo el esfuerzo acomodativo posible para poder ver un objeto a esa distancia. Por ello, mientras que existe un punto lejano absoluto, otro cercano absoluto y un rango absoluto de acomodación; existen diferentes puntos lejanos relativos, cercanos relativos y un rango para cada grado de convergencia.

La importancia de esta relación estriba en que es esencial para conseguir la mayor comodidad que la porción positiva de la acomodación relativa sea lo mayor posible: debe ser mayor que la porción negativa. Cuando es mayor, el paciente tiene la correspondiente mayor reserva de acomodación, pero en el caso opuesto opuesto se encuentra trabajando demasiado cerca del límite de su capacidad de comodidad ya que, como para el resto de la musculatura, el músculo ciliar comenzará a fatigarse si, en lugar de trabajar en reposo, todas sus fibras deben contraerse durante un periodo prolongado de tiempo. Landolt (1903) estimó que en estas circunstancias debería encontrarse disponible 2/3 de la acomodación y que alrededor de 1/3 de la potencia total de la acomodación debería quedar en reserva; Serini y Fortin (1922) consideraron que debería quedar ¼ de reserva y Lagrange (1903) 1/5. Si por cualquier motivo disminuye la capacidad de acomodación, y el punto próximo se aleja a la región de trabajo a distancia, con lo que la acomodación positiva se vuelve más pequeña, el trabajo prolongado de cerca puede llevarse a cabo sin molestias sólo si se utilizan lentes convexas que llevan el rango de acomodación a una distancia más próxima al ojo.

De manera similar, como ya hemos visto, si la acomodación se mantiene constante, la convergencia puede hacerla variar. Del mismo modo, la cantidad de convergencia que puede ejercerse o relajarse se denomina *convergencia relativa*. Ya hemos visto cómo se mide y si se quiere mantener la comodidad, la porción positiva de la convergencia debería ser mayor que la negativa, y que en la práctica sólo se puede ejercer en el tercio medio de la convergencia relativa para cualquier periodo de tiempo. En el trabajo de cerca, si un paciente se sale de este límite, tanto en una como en otra dirección, debería utilizar prismas para que el trabajo se mantenga dentro de esta zona confortable.

La deficiencia de oxígeno, como se produce a grandes alturas o en una cámara de descompresión, conduce a una fatiga rápida de la acomodación (Wilmer y Berens, 1918; Berens y Stark, 1932). Esto tuvo importancia en el desarrollo de la navegación aérea por la disminución considerable del rango de la acomodación a una altitud de 5.000 metros (16.400 pies) (Furuya, 1937); en montañeros se observa una disminución similar sobre la misma altitud (McFarland, 1937, en los Andes). Después de un periodo de 60 minutos en esta altura, la acomodación requiere de unos 40 minutos para recuperar su función normal.

Síntomas de la fatiga de la acomodación. Astenopia acomodativa.

Donders (1864) fue el primero en insistir en que la mayoría de los síntomas de la fatiga visual se debían "a la fatiga del sistema muscular de la acomodación" e introdujo el término de *astenopia acomodativa*. Al inicio de la fatiga el paciente no puede mantener una visión clara para el cerca; los objetos se vuelven borrosos y sólo se aclaran con esfuerzo; al principio los periodos de borrosidad son intermitentes pero gradualmente aumentan en duración hasta que se hace imposible la visión cercana a menos que el paciente aumente la distancia de trabajo o cese de trabajar (Ferree, 1914). En la reanudación del trabajo los intervalos de visión efectiva se vuelven más pequeños hasta que finalmente tiene que abandonarlo. Estos síntomas funcionales se asocian con frecuencia con un fuerte dolor de cabeza referido a la cejas más que a los ojos.

Tratamiento

En lo que sea posible se debe variar el tipo y la cantidad del trabajo cercano y mejorar las condiciones para una buena higiene ocular. Aparte de lo anterior, lo primero sería realizar una corrección adecuada de cualquier error refractivo asociado con la corrección de cualquier disbalance muscular. En caso de una ametropía alta puede ser necesario prescribir una sobre-corrección para la hipermetropía, una hipo-corrección para la miopía y un ajuste del astigmatismo para adaptarse a la distancia de trabajo ya que, como hemos visto, puede diferir el astigmatismo estático y el dinámico; más aún, puede ser recomendable centrar y angular las gafas para una distancia particular de trabajo. En ningún caso se recetarán como una normal general sino que cada caso debe estudiarse individualmente incluyendo su distancia de trabajo.

La amplitud total de acomodación se obtiene restando la potencia dióptrica del punto lejano de la del punto cercano; un tercio de ésta debe dejarse de reserva y la lente añadida dará la amplitud requerida para cada caso en particular. También se debería examinar cuidadosamente la convergencia: si es excesiva se debería utilizar una corrección esférica más potente de lo que podría ser aconsejable porque al aliviar el esfuerzo para acomodar se disminuye el esfuerzo para converger; si existe una insuficiencia una lente más débil actúa en la forma de reserva, pero si el paciente se encuentra habituado a trabajar fuera del área de comodidad de la convergencia, la adición de prismas puede ayudar a proporcionar esta comodidad. En cualquiera de estos casos donde la convergencia es un factor de complicación, es de gran ayuda la realización de ejercicios de ortóptica.

Finalmente, si el trabajo debe realizarse en un rango muy estrecho en interés de la agudeza visual pueden ser aconsejables las lentes ortoscópicas que corrigen tanto la acomodación como la convergencia. Esta situación puede presentarse en ciertos procesos industriales donde se deben estudiar detalles diminutos en un rango corto durante periodos prolongados de tiempo; con tales medios pueden llevarse a cabo ocupaciones de una manera confortable y sin esfuerzo visual (Weston y Adams, 1927-29).

<h3 style="text-align:center">Falta de acomodación para la visión cercana</h3>

Aparte del factor de una fatiga justificable, el fallo en la acomodación puede deberse a dos causas: a) a cambios físicos en el cristalino que hace difícil o imposible su deformación, y b) a una incapacidad funcional o una parálisis del músculo ciliar en tanto en cuanto se encuentre comprometida su actividad parasimpática. Si el cristalino comienza a esclerosarse y endurecerse, como ocurre con la edad avanzada o con la presencia de una catarata, de modo que ya no es suficientemente plástico para permitir su deformación, la acomodación no se puede efectuar sin importar cuán importante sea la contracción del músculo ciliar. Por otro lado, una debilidad o una parálisis del músculo ciliar lo incapacitará para inducir cambios en un cristalino normalmente elástico. Por lo tanto existen dos consideraciones diferentes dentro del mecanismo de la acomodación, denominados por Fuchs (1922) como *acomodación física* y *fisiológica*. Estos dos elementos son fundamentalmente distintos y, aunque generalmente se corresponden durante la primera mitad de la vida, se pueden disociar, y cuando lo hacen implican dos efectos patológicos diferentes. La acomodación física falla en la presbicia donde se vuelve difícil la acomodación; por otro lado, la potencia disponible del músculo ciliar puede disminuir en los estados de debilidad en cualquier edad, disminuyendo o imposibilitando la acomodación, aunque el cristalino sea eminentemente deformable. En el primer caso el fallo en la acomodación es estático y en el segundo es dinámico.

Fallo en la acomodación estática. Presbiopia, presbicia.

Ya hemos visto que, a causa de los cambios en el cristalino, la potencia de la acomodación se vuelve paulatinamente más pequeña con el avance de la edad. Esta pérdida de acomodación no debe considerarse patológica; es un proceso gradual a lo largo de la vida sin ninguna alteración súbita y no

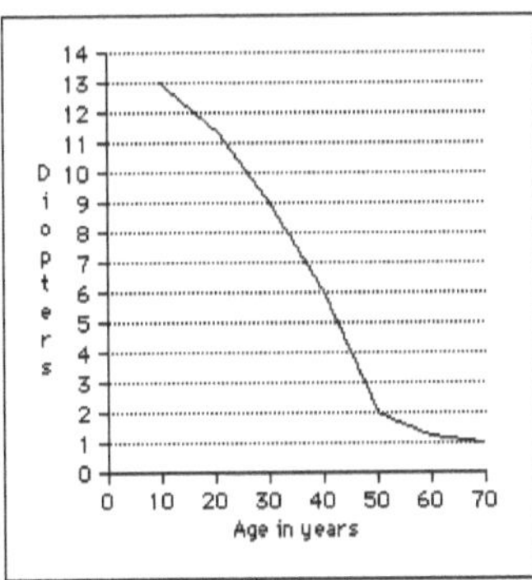

es aconsejable verlo como una enfermedad. Al principio no se experimenta ninguna dificultad pero finalmente llega un tiempo, cuando el punto próximo se aleja de la distancia a la que el individuo se encuentra acostumbrado a trabajar o leer, donde comienza a tener dificultades. Cuando se ha llegado a esta fase se habla de **presbiopia** o **presbicia** (πρέσβυς, viejo; ὤψ ojo). Stellwag von Carrion, en 1855, fue el primero en diferenciarla de la hipermetropía.

La variación de la potencia de la acomodación con respecto a la edad se reconoció en los tiempos clásicos como una debilitamiento de la vista con la edad, pero el primero en evaluarla convenientemente fue Donders (1864). Jackson (1907) realizó estudios estadísticos a gran escala y, con mayor extensión, los realizó Duane (1908-31), cuyos resultados se muestran en la gráfica y que son concordantes con estudios posteriores[6].

Como veremos posteriormente, la capacidad de los sujetos para acomodar se puede medir de varias maneras. Una evaluación por el método subjetivo de aproximar un objeto hacia el ojo hasta que éste se vuelve borroso puede dar un valor falsamente alto para el verdadero cambio de la potencia dióptrica a causa del efecto de la profundidad de foco del ojo. La acomodación binocular también es habitualmente algo mayor que cuando se comprueba con cada ojo por separado.

En la gráfica de Duane vemos que en los primeros años de vida la amplitud de la acomodación es de unas 14D, con lo que el punto cercano en el emétrope se sitúa a unos 7 cm., de distancia. Desde este momento comienza un retraso gradual e ininterrumpido; a la edad de 36 años el punto próximo alcanza los 14 cm., cuando la amplitud se ha convertido en la mitad y ahora es de 7D en lugar de las 14D originales. A la edad de 45 años alcanza los 25 cm y la amplitud de la acomodación es sólo de 4D; a los 60 años sólo se conserva una acomodación de 1D.

De acuerdo a Slataper (1950) la disminución de la acomodación se produce con mayor rapidez en mujeres que en hombres. En la mayoría de los casos el trabajo de cerca se realiza a una distancia de entre 28 y 30 cms de los ojos, por lo tanto, en el emétrope, el límite de visión clara se alcanza a los 45 años cuando aún queda una amplitud de 3´5-4D de acomodación. Sin embargo, esto implica que se trabaja continuamente en el punto próximo y ejercer toda la acomodación para obtener una visión clara, se trata de una situación de esfuerzo visual que, como hemos visto, no puede tolerarse por mucho tiempo. De lo anterior se sigue que cuando el punto próximo se encuentra a una distancia de 22 cms, se puede decir que se ha alcanzado la presbicia. En el emétrope esta situación se produce tan pronto como los 40 años.

Se ha sugerido que la gráfica de Duane para la amplitud de acomodación a los 40 años es demasiado baja (DG Allen, 1961) y que la edad precisa en la que se presentan los síntomas de la presbicia puede ser una cuestión no sólo individual sino también racial (Rambo, 1960, entre indios; Raphael, 1961, en israelíes; otros). Sin embargo otros autores lo han negado (Fukuda et al, 1962; Kajiura, 1965, entre japoneses) y Coates (1955) llegó a la conclusión de que eran más importantes los factores geográficos que los raciales; así encontró que los europeos de Sudáfrica tenían menos amplitud de acomodación que los sugeridos por Duane pero no así los nativos. Hofstetter (1963), sin embargo, no encontró diferencias entre grupos étnicos en Sudáfrica en la adición présbita requerida a varias edades pero publicó (1968) que existían diferencias significativas entre ganeses y fijianos, no obstante, existían dificultades para conocer la edad cierta de los participantes.

Un hipermétrope inicia la vida con su punto próximo considerablemente más lejano que el de un emétrope y, cuando el declive de la acomodación es aproximadamente el mismo, los síntomas de presbicia comenzarán antes que en el segundo. Por otro lado, en el miope se produce la situación opuesta y si tiene un error de -4D, nunca se presentará la presbicia. Por lo tanto, la presbicia es un término relativo, dependiente no sólo de la edad sino también de la refracción. También varía con el individuo y sus hábitos. Una persona que tiene la costumbre de leer con el libro apoyado en las rodillas tendrá dificultades mucho más tarde que el que acostumbra a leer a una distancia más cercana; y el carpintero, el tenedor de libros o el músico trabajarán más confortables a 30-40 cms, mientras que las costurera, el compositor o el grabador de la misma edad y con el mismo error refractivo se verá forzado a utilizar lentes correctoras para poder ver a una distancia de 20 cms.

---

[6]Clarke, 1924; T.D. Allen, 1930; Gross, 1931; Hirose, 1969; otros.

La etiología de la presbicia es un problema íntimamente relacionado con las teorías de la acomodación y ya se ha discutido.

El inicio prematuro de la presbicia, teniendo en cuenta debidamente la situación refractiva, debería ser siempre sospechoso de que se encuentran implicados otros factores diferentes a los fisiológicos. Este fallo en la acomodación se puede deber a una esclerosis prematura del cristalino o al desarrollo de cataratas. Lederer (1927-29) encontró una presbicia prematura similar entre los trabajadores de hornos. Un fallo temprano en la acomodación puede sugerir una tendencia prematura hacia la senilidad (Bernstein, 1931; Blatt, 1931; Steinhaus, 1932); en realidad se dice que el desarrollo de la presbicia guarda una relación estadística con la esperanza de vida (Bernstein, 1932-45; Herdemann, 1932). También se dice que la presbicia aparece poco después de la supresión de la función ovárica (Guillot, 1932) pero, por otro lado, el fallo de la acomodación generalmente se debe a la falta de efectividad de la musculatura ciliar.

El fallo en la acomodación se va notando gradualmente y como regla suele aparecer con la lectura. No se distingue las letras o los números pequeños y, para poder verlos, el paciente tiende a echar la cabeza hacia atrás y alejar el libro, el reloj o el móvil hasta poderlo ver con claridad pero a veces no se consigue (falta brazo).

Al principio el problema se detecta al atardecer cuando sobreviene con mayor facilidad la fatiga visual, hay menos luz y las pupilas se dilatan, permitiendo la formación de grandes círculos de difusión. En consecuencia al présbita le gusta leer con iluminaciones fuertes que fuerzan a las pupilas a contraerse y disminuir su abertura. Por este motivo, en edades más avanzadas cuando la pupila se vuelve más pequeña, una persona anciana sin acomodación puede ver los objetos cercanos con una buen grado de detalles. Generalmente se queja de dificultad visual mas que de fatiga visual (cansancio). Los ojos se cansan con rapidez por lo que las letras se difuminan después de leer unos pocos minutos y, finalmente, la lectura se hace imposible. Más tarde o más temprano aparecen síntomas de fatiga visual. El músculo ciliar se cansa al trabajar cerca de su límite y el esfuerzo por acomodar, forzado a su límite y actuando con un exceso de convergencia, origina una gran angustia. Los ojos se sienten cansados y doloridos, sobrevienen dolores de cabeza generalmente frontales y, finalmente, se vuelve imposible el trabajo de cerca. Como la pérdida de acomodación es gradual y las gafas de cerca son fijas y terminan siendo inadecuadas, los síntomas vuelven a re-aparecer hacia los finales de la cincuentena cuando la presbicia se vuelve estática.

Muy ocasionalmente la presbicia temprana se manifiesta como un espasmo funcional de la acomodación; el músculo ciliar se estimula violentamente como respuesta al fallo de su efectividad, como si sufriera un "calambre muscular". El paciente, a principio de los 40, puede presentarse como un pseudo-miope. A veces se observan grados menores de este fenómeno al realizar una retinoscopia a estos pacientes que pueden encontrarse imposibilitados para relajar su acomodación; en estos casos se encuentra indicada la cicloplejia.

Consiste en recetar (no utilizo el término prescripción, por considerar un acto médico la receta de gafas ya que forma parte de un tratamiento) lentes convexas con lo que se refuerza la acomodación y el punto próximo se trae a la distancia de trabajo habitual. Para ello es adecuado conocer primero la distancia de trabajo del paciente, estimar su refracción, determinar su amplitud de acomodación y, entonces, suplementarla con una potencia adecuada de la lente que le permita tener una reserva adecuada de acomodación. Los métodos clínicos para estas determinaciones los veremos más adelante así como los problemas para la receta de las gafas de cerca.

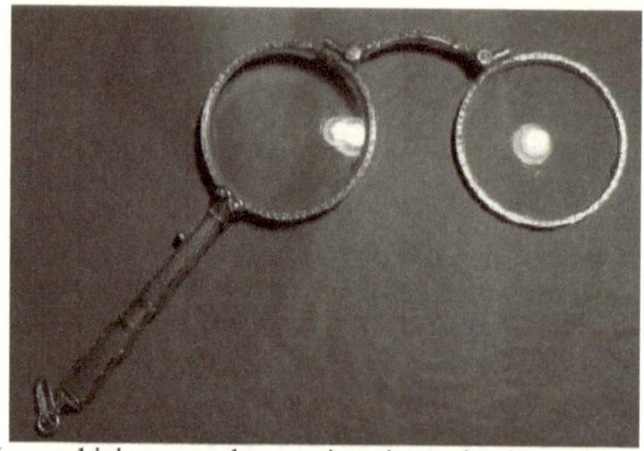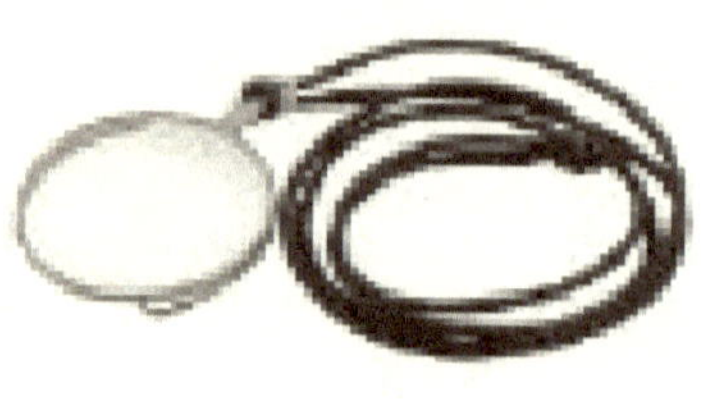

La presbicia es una de esas situaciones donde puede ser
útil un monóculo o unos impertinentes: en aquellas ocasiones donde puede ser irritante el ponerse las
gafas del cerca, el monóculo o el impertinente que son de una manipulación más fácil, pueden salvar
estas situaciones aunque se encuentren en un completo desuso.

Alteración o fallo en la acomodación dinámica

La alteración o el fallo en la acomodación dinámica para la visión próxima puede ser parcial o total,
aunque la estudiemos por separado es muy posible que en realidad se trate de grados de un mismo
proceso, de manera que las enfermedades que causen un fallo dinámico parcial, si son severas puedan
causar un fallo total.

1.- Parcial.

Se produce en una de tres formas posibles: a) como una insuficiencia de la acomodación donde su
potencia es continuamente pobre; b) como una acomodación mal sostenida, donde no se puede
mantener la acomodación durante mucho tiempo, y c) como una inercia de la acomodación donde la
alteración se experimenta al cambiar el rango.

En la insuficiencia de la acomodación su potencia se encuentra por debajo del límite inferior que se
puede definir como la variación normal para la edad del paciente. Es un proceso relativamente
habitual que se presenta en la juventud o en las edades medias que, aunque conocida, se ha estudiado
poco. Se hizo hincapié en ella en el cambio del siglo XIX al XX por investigadores americanos como
Theobald (1891-13), Huizinga (1899), Suker (1903) Gould (1905) y particularmente Duane (1916-
25) quien, en su última publicación lo revisó y discutió sobre 175 casos de su propia práctica. A causa
de su naturaleza huidiza y porque raramente se mide el rango de acomodación como rutina en adultos
jóvenes, no hay duda de que con frecuencia no se diagnostica.

Con frecuencia se ha denominado como *presbicia prematura,* pero es mejor dejar este término para
describir el comienzo más temprano de una pérdida de acomodación estática (lenticular) mas que
para un fallo dinámico (muscular). Puede deberse a enfermedades oculares o, con más frecuencia, a
factores generales. Además, es posible que se produzca el mismo resultado siguiendo a un espasmo
del sistema simpático de la acomodación para la visión próxima o en el retraso del punto próximo en
la enfermedad de Graves.

Entre las causas locales se dice que el glaucoma simple es importante, por ello un inicio rápido o
temprano de la "presbicia" puede ser un signo significativo de la enfermedad. El fallo muscular
también se puede asociar con una ciclitis, particularmente con el desarrollo de una oftalmía simpática
(Blatt, 1930). Curi (1942) publicó un caso de un traumatismo perforante en la región ciliar de un
joven que perdió la acomodación en el ojo no traumatizado hasta que se eliminó el ojo traumatizado.

Una hipótesis apoyada por varios escritores es la responsabilidad de los errores refractivos sobre el estado de una insuficiencia de la acomodación, y se ha hecho mucho hincapié en los pequeños astigmatismos desde los trabajos de Martin (1888). También se ha inculpado al efecto del reflejo desde una sinusitis, particularmente la inflamación de las celdas esfenoidales (Berens y Stark, 1932; Berens et al, 1933) así como desde las infecciones dentales (Prangen, 1931; Brocunell, 1942).

Con frecuencia, el estado general de salud también es responsable de la debilidad ciliar. Se ha publicado junto a la debilidad de otros músculos en situaciones de debilidad general, malnutrición, anemia, diabetes, lactación y, en general, en toxemias de origen digestivo, tuberculosis y otras infecciones agudas o crónicas. También se ha descrito asociada a anormalidades endocrinas, la menopausia o en la arteriosclerosis7. Daniels (1927) lo encontró en alcohólicos crónicos y se ha descrito en mujeres poco antes y después del parto (Alpers y Palmer, 1929). Sin embargo, en general la enfermedad es característica de las personas asténicas debilitadas y también en individuos neuróticos o neurasténicos y puede ser un síntoma de histeria.

Los síntomas pueden causar muchas molestias y, aunque la enfermedad puede ser leve o huidiza, puede incapacitar para el trabajo cercano. Se pueden presentar todos los caracteres de la astenopia o fatiga visual con dolor de cabeza, fatiga e irritabilidad de los ojos. El cerca se borra y se vuelve difícil o imposible, y se suele acompañar de una alteración de la convergencia. A veces el intento para acomodar provoca una excesiva cantidad de convergencia, pero con mayor frecuencia esta función asociada también falla y se vuelve deficiente. Si no se intenta el trabajo de cerca el paciente se encuentra confortable. La duración de la enfermedad depende generalmente de la causa.

Cuando se asocia con una debilidad general, su causa se encuentra razonablemente aclarada, cuando no es así y se acompaña de reflejos pupilares normales, el mecanismo es más difícil de explicar. Suker (1903) postuló la existencia de una debilidad muscular periférica, pero la existencia en muchos casos de una función pupilar normal así como la bilateralidad de la afección sugirió a Duane (1925) y a Blatt (1931) una alteración nuclear o central.

- La acomodación mal-sostenida

Esta situación es esencialmente la misma que la insuficiencia pero en un grado menor. El rango de acomodación es normal pero cuando se intenta trabajar de cerca durante un periodo más o menos prolongado, se produce un debilitamiento de la potencia de acomodación, gradualmente se produce un alejamiento del punto próximo y la visión de cerca se vuelve borrosa. Con frecuencia es la fase inicial de una verdadera insuficiencia. Sus causas son las mismas pero es característica de la convalecencia de enfermedades debilitantes. Esta situación en una forma moderada es relativamente habitual en los que leen por las tardes cuando se encuentran cansados o en la cama cuando se encuentran físicamente relajados. Desde luego, lo anterior no es sorprendente. La musculatura ciliar participa en cualquier estado general de fatiga y cuando se cansan otros músculos y demandan y consiguen la relajación, sería extraño que los primeros deban encontrarse mejor preparados para el trabajo sin quejarse. En estas situaciones y en las convalecencias se olvida muy a menudo que la lectura o la costura implican un trabajo muscular en el verdadero sentido de la palabra, y estas actividades se deben restablecer con tranquilidad.

El tratamiento óptico debiera ser el primero en considerarse. Se debería corregir cualquier error refractivo y, si la visión para el cerca sigue afectada, se deben recetar suplementos; el procedimiento a adoptar es el mismo que el que hemos comentado para la presbicia. Si se asocia con un exceso de convergencia se deben recetar estos suplementos sin vacilación porque al aliviar el esfuerzo de acomodación se elimina el estímulo para la convergencia. Por otro lado, en casos de insuficiencia de convergencia la decisión se debe tomar de acuerdo a si es primaria o si es una consecuencia del fallo de la acomodación. Esta decisión puede no ser fácil y no se puede dar ninguna regla para un tratamiento apropiado; las alternativa son los ejercicios de convergencia, lentes convexas con o sin base prismática o una combinación de ellos. La única solución práctica es ensayarlas, lo que nos

---

[7]Veasey, 1919; Lolloway, 1919; Wood, 1920; White, 1921; Summer, 1921; Perrin, 1928; Bistis, 1929; Rosemberg, 1931; Blatt, 1931; Ruedemann, 1931; Prangen, 1931; y muchos otros.

mostrará que es lo adecuado para cada paciente. Si se ha decidido que la debilidad de la acomodación es lo primario, es aconsejable comenzar con lentes convexas débiles pero sin incorporar prismas; en muchos casos se resuelve el problema porque las lentes estimulan la visión binocular y, en consecuencia, mejora la convergencia. En todos estos casos la lente convexa más débil que permita la visión clara es la que se debe recetar, de modo que se pueda ejercer y estimular la acomodación mas que sustituirla. Por la misma razón, tan pronto como se realice la recuperación, se debe ir disminuyendo paulatinamente la corrección adicional.

Mientras tanto, la enfermedad puede mejorar con la práctica de ejercicios de acomodación durante cortos periodos repetidos a lo largo del día y el paciente debe utilizar de continuo su corrección para la visión lejana. Para estos ejercicios podemos utilizar un test de visión próxima que situamos a distancia y lo vamos acercando hacia el ojo hasta que la línea se vuelva borrosa; estos ejercicios pueden acercar el punto próximo o mantenerlo lo que sea posible. Cuando existe un exceso de convergencia, sólo se utilizará un ojo y el otro se cubre, los ejercicios se realizarán de manera alternativa; cuando la convergencia también es insuficiente, se deben ejercitar ambos ojos simultáneamente con lo que los ejercicios también llevarán a cabo la estimulación de esta función.

Tampoco hay que olvidar el dirigir el tratamiento hacia la causa de la enfermedad si se ha detectado. Se debe regular el trabajo y sus condiciones, mejorar el estado de salud (incluida la nutrición) y eliminar cualquier agente tóxico.

- Inercia de la acomodación.

Es una enfermedad relativamente rara donde el paciente experimenta dificultades al alterar el rango de acomodación. Normalmente el foco se cambia de manera fácil y rápida en un segundo[8]; en la inercia se tarda más y conlleva algún esfuerzo el enfocar un objeto cercano después de estar mirando al lejos. Rara vez toma proporciones serias pero, en ocasiones, puede originar algunos problemas y molestias. La mayoría de los casos son funcionales y probablemente descansen sobre una insuficiencia de la acomodación. Un fenómeno parecido se observa al mirar al lejos después de quitarse las gafas de presbicia.

La velocidad de ajuste de la acomodación del lejos al cerca y viceversa tiene una cierta importancia en ciertos trabajos industriales y en la aviación. Guglianetti (1923) y Ferree y Rand (1918-36) desarrollaron métodos para su medida. El tachistoscopio es un instrumento que presenta alternativamente objetos lejanos y cercanos por medio de un mecanismo rotatorio. Esta velocidad la estudiaron, entre otros, los americanos EB Goodball (1920), Tefft y Stark (1922) y Robertson (1934-7) y el inglés Whiteside (1957). La edad tiene una influencia notable sobre la inercia de la acomodación que se acentúa después de los treinta años; también influye el cansancio físico; entre los factores oculares podemos citar la heteroforia, la ametropía y la desigualdad en la visión.

Parálisis de la acomodación

La parálisis de la acomodación, tanto si se trata de una anomalía congénita, debida a drogas o a causas infecciosas, tóxicas, nerviosas o traumáticas, no es infrecuente. Puede ser uni o bilateral; su inicio puede ser rápido o insidioso y ser parcial o total. Puede asociarse con una midriasis paralítica -la otra función mediada por los elementos parasimpáticos en el III par craneal- o con una parálisis óculo-motora. Si la pérdida de la acomodación se produce como una lesión aislada, es probable que tenga un origen nuclear o localizarse dentro del ojo; una lesión en el tallo cerebral o en el tronco nervioso generalmente se acompaña de otras parálisis.

---

[8]Vierordt, 1857; Aeby, 1861; Barret, 1885; Seashore, 1893.

Los síntomas son característicos. El punto próximo retrocede y se aproxima al punto lejano y la dilatación pupilar que normalmente acompaña a esta enfermedad, acentúa cualquier defecto óptico del ojo que exista y tiende a producir un deslumbramiento poco confortable. La discapacidad que se origina depende en gran medida del estado refractivo: el emétrope puede ver a la distancia pero los objetos cercanos se encuentran borrosos; el miope puede mostrar pocos inconvenientes; para el hipermétrope todas las cosas se encuentran borrosas, y los mayores inconvenientes se experimentan en el astigmatismo hipermetrópico cuando todo su mundo se encuentra borroso y confuso. La edad también altera el cuadro de los síntomas, porque el emétrope présbita puede encontrar poca alteración de su cuadro visual. También es frecuente el cuadro de la micropsia; que es la situación contraria que la que se presenta en el espasmo de la acomodación. Los objetos se aprecian más pequeños de lo que en realidad son debido a una falsa ilusión de la distancia y, por ello, se tiende a verlos más cercanos de lo que están y, en consecuencia, se juzgan desde este punto de vista; se asume que son más pequeños de una manera poco natural.

Sus causas podemos resumirlas en las siguientes.

1.- Defectos congénitos.

2.- Cicolpléjicos. Estos fármacos suelen aplicarse de manera tópica; la cicloplejia producida puede ser intencional o accidental, y también puede producirse por fármacos administrados de manera sistémica.

3.- Infecciones e intoxicaciones.

4.- Enfermedades degenerativas que afecten al tallo cerebral.

5.- Toxemias metabólicas.

6.- Venenos exógenos. Los más interesantes son el plomo (Blatt, 1931; Jakovleva, 1931), cornezuelo (Stepka, 1929), mordeduras de serpientes venenosas (González, 1922; Blatt, 1923), una picadura de abeja en el limbo (Szeghy et al, 1963), arsenicales administrados intramuscularmente (Makrocki, 1911; Milian y Périn, 1921; Milian, 1930), etc.

7.- Afectación del tronco del III par en cualquier parte de su curso -neoplasias o hemorragias en el tallo cerebral, aneurismas particularmente las subclinoideas, neoplasias de la base del cráneo, trombosis del seno cavernoso, fistulas arterio-venosas, alteraciones neoplásicas o inflamatorias en la fisura orbitaria superior, lesiones en la propia órbita o afectando al grupo posterior de los senos paranasales.

8.- Enfermedades oculares que afecten al músculo ciliar (ciclitis, glaucomas).

9.- Contusiones del globo ocular, generalmente asocia con una midriasis traumática. La parálisis de la acomodación puede deberse a pequeños micro-traumatismos en el músculo ciliar; el mismo resultado puede deberse a alteraciones más groseras que afecten a la zónula o al cristalino, particularmente la presencia en ellos de un pequeño cuerpo extraño, en cuyo caso puede tener una duración muy larga o ser permanente; pero es más habitual la situación opuesta, un espasmo de la acomodación que suele provocar una miopía traumática temporal. Los traumatismos de la cabeza también pueden seguirse de una parálisis de la acomodación (Wescott, 1936).

10.- La histeria, donde la parálisis de la acomodación es más rara que el espasmo funcional.

11.- La existencia de un defecto congénito del músculo ciliar puede ser responsable de la falta de acomodación pero es muy raro.

Esta enfermedad se estudiará con mayor detenimiento en un próximo volumen dedicado a la neuro-oftalmología pero es conveniente repasar el efecto de los fármacos.

La parálisis por cicloplejia es el factor etiológico más habitual, y no sólo por su aplicación directa sino también por la posible contaminación a través de los dedos de una pomada que contenga atropina o, como señaló Lussana (1852), al efecto de fármacos sistémicos (Beyer, 1898; Passow, 1926; Müller, 1952). Hamilton y Sclare (1947) encontraron que la intoxicación aguda por belladona (4,3 mgr) provoca síntomas sobre la acomodación dentro de la primera media hora mientras que tardan unas tres horas en aparecer los síntomas generales. La cicloplejia es una característas de todos los fármacos anticolinérgicos.

Es interesante recordar que estos cicloplèjicos pueden tener en ciertos casos una duración prolongada (22 días tras instilar dos gotas de ciclopentolato en un caso propio) o incluso ser permanente (Jackson, 1925). Incluso Hapkins y Robyns Jones (1937) publicaron un caso mortal con convulsiones después de lavar el saco conjuntival con atropina después de una iridectomía.

Varios medicamentos sistémicos pueden interferir con la acomodación. Aunque el efecto suele ser transitorio y poco profundo, su conocimiento es importante tanto para el médico de familia como para el especialista oftalmólogo.

Las preparaciones que contengan atropina o sus derivados, obviamente, son propensas a provocar este efecto secundario, pero también fármacos similares pueden producir una visión borrosa debido a su influencia sobre la acomodación como es el caso de varios anti-parkinsonianos. Los antihistamínicos también tienen una actividad similar a la atropina. Los bloqueantes ganglionares utilizados para la hipertensión arterial pueden influir adversamente sobre la función del músculo ciliar. También se ha publicado una insuficiencia de la acomodación con el uso de estimulantes centrales como la imipramina y sus derivados (Maim y Heseltine, 1963; Hollister, 1964) y las dosis masivas de tranquilizantes como fenotiazina y derivados, por ejemplo, Isayama y Yasui (1967) encontraron que se redujo la potencia de acomodación en todos los 39 pacientes esquizofrénicos tratados que examinaron (Bonnet et al, 1964, 10 de 24).

Se han publicado varios casos de cicloplejia severa que compromete la visión cercana en pacientes pre-presbiopes que sufrieron de fotocoagulación periférica o panretiniana como profilaxis de una retinopatía diabética, por oclusión venosa retiniana y por otras retinopatías isquémicas/vasoproliferativas. Esta cicloplejia puede ser transitoria9 o prolongada (Rogell GD, 1979; Lobes LA Jr y Bourgon P, 1985). Esta cicloplejia se puede acompañar de paresia del esfínter pupilar con pupila dilatada que responde mal a los estímulos luminosos directo y consensuado. También se ha publicado casos similares tras fotocoagulación periférica (Dellaporta A, 1980; Menchini U et al, 1988) o con la crioterapia (Pruett RC, 1979) en la degeneración miópica periférica o en celosía.

Para explicarla se ha postulado el traumatismo del parasimpático en su recorrido anterior a través de la coroides o supracoroides justo por debajo de la esclera10, sobre la base de la proximidad de las fibras parasimpáticas a las lesiones corio-retinianas. Sin embargo, la interpretación de los datos clínicos son confusos por las siguientes razones: a) el empleo de anestesia retro-bulbar que pudo lesionar al ganglio ciliar o a los nervios ciliares post-ganglionares, b) por la presencia de anormalidades oculares que necesitan de estos tratamientos, c) la existencia de una diabetes mellitus en muchos pacientes que puede asociarse con una reducción de la amplitud de la acomodación11. Kaufman PL (1990) pudo demostrar esta lesión parasimpática en monos cinomolgus.

El tratamiento debería dirigirse inicialmente hacia la causa y si es por fármacos y éste es importante para la mejora terapéutica, la situación ocular requiere de poca atención. Las inyecciones de estricnina se utilizaron como un estimulante directo de la acomodación pero su efecto es ilusorio. Los mióticos (particularmente la pilocarpina) pueden tener alguna aplicación, particularmente en paresias parciales y por la mejoría óptica de una pupila pequeña. No obstante, cuando la recuperación se retrasa o se necesita trabajar al cerca, unas gafas para presbicia puede permitir que el paciente lea o trabaje confortablemente, lo más conveniente es en forma de bifocales o progresivos. No debe ser demasiado fuerte ya que se permite algún ejercicio de la acomodación dentro de los límites de la fatiga. En los casos mono-oculares el paciente puede ocluir el ojo afectado pero con frecuencia es más confortable utilizar los dos con la ayuda de una lente convexa débil.

---

[9]Dellaporta A, 1980; Lerner BC et al, 1984; Schiodte SN, 1984; Lifshitz T y Yassur Y, 1988.
[10]Rogell GD, 1979-80; Dellaporta A, 1980; Schiodte SN, 1984; Lifshitz T y Yassur Y, 1988; Menchini U et al, 1988; Kaufman PL, 1990.
[11]Duane A, 1925; Waite JH y Beetham WP, 1935; Hofstetter HW, 1942; Moss SE et al, 1987).

Su existencia es problemática pero se dice que sigue a una lesión destructiva del simpático cervical. En este caso, la parálisis simpática debiera conducir a un aumento del rango de acomodación, el mecanismo parasimpático se encontraría libre de su antagonista fisiológico. Este proceso conlleva poca incapacidad funcional pero puede volverse aparente en los casos unilaterales y se ha publicado en soldados por Cobb y Scarlett (1920). Una desigualdad en la acomodación donde aumenta la amplitud para la visión próxima y una aproximación de 1 a 4 cm para el ojo del lado afectado. Cogan (1937) publicó una serie de casos diferentes al síndrome de Horner después de simpatectomía cervical. No obstante, existen pocas publicaciones en la literatura.

ESPASMO DE LA ACOMODACIÓN

El primero en describirla de una manera adecuada fue von Graefe (1856). Existe un aumento en el tono del músculo ciliar y se produce un esfuerzo de acomodación constante, con lo que se aproxima el punto lejano al próximo; se induce una situación de miopía espúrea o pseudo-miopía (Liebrich, 1861) donde el hipermétrope se vuelve aparentemente menos amétrope, el emétrope en miope y el miope aún más corto de vista (Agrawal, 1965; Bessiére y Vérin, 1965). En grados menos acentuados donde el tono ciliar aumenta funcionalmente, esta situación es intermitente y se acentúa con el trabajo del cerca; en sus grados intensos donde el músculo se encuentra en una situación de espasmo constante, se puede aumentar la potencia del ojo hasta 25-30D aunque estos casos son raros. En general, la enfermedad es una expresión de una hiperactividad parasimpática o bien de una hipofunción simpática.

Los síntomas del espasmo ciliar son característicos. La visión no se encuentra gravemente afectada a menos que la afectación sea intensa. La visión lejana se encuentra borrosa debido a la pseudo-miopía a lo cual puede añadirse la presencia de un astigmatismo acomodativo si se suma una corrección óptica; por otro lado, la visión de cerca no se afecta aunque en los casos marcados se debe realizar el trabajo de cerca a una distancia muy corta. Añadido a lo anterior se encuentra el fenómeno de la macropsia, donde los objetos se percibe agrandados a causa de una distancia ilusoria. Como se requiere muy poco esfuerzo adicional para ver de cerca se juzga que el objeto se encuentra lejos y su tamaño aparente, juzgado como lejano, es inusualmente mayor. Subjetivamente se encuentran todos los síntomas de la astenopia acomodaticia y generalmente se acentúan con el trabajo de cerca -dolor o pesadez generalmente referido a las cejas, dolor de cabeza, cansancio temprano e incapacidad para mantener la concentración visual y/o mental. A veces el dolor es considerable como se observa típicamente al instilar eserina (astenopia dolorosa) y existe sensibilidad al presionar sobre el globo; también se han observado trastornos gástricos y vómitos (Irvine, 1947). El trastorno de la acomodación a veces se asocia con una miosis espasmódica si depende de una causa orgánica; en los casos funcionales esta combinación es poco frecuente. También se puede observar un exceso de convergencia que a veces adopta la forma de una esotropía, pero también es una acompañante frecuente la presencia de una insuficiencia de la convergencia.

El diagnóstico suele ser fácil, pero demasiado a menudo se malinterpreta y se corrige ópticamente una pseudo-miopía. La corrección mejora la visión durante algún tiempo hasta que aumenta el espasmo con lo que se demanda un aumento de la corrección -por ello algunas personas utilizan gafas de miopía durante gran parte de su vida, incluso llegándose a -22D (Hambresin, 1939). Esta enfermedad debería sospecharse si existen diferencias en los valores de los test objetivos y subjetivos o si los resultados son variables, cuando el rango de acomodación es anormal para la edad del paciente, cuando los test de nebulización o de permanencia en la oscuridad revelan dificultades para su relajación o cuando los cicloplejicos suaves parecen ser ineficaces; también es sugerente si en los test subjetivos (Jaegger) la adición sucesiva de pequeñas lentes cóncavas (en pasos de -0´25D) no disminuye la agudeza visual ni se neutraliza con esferas convexas (Leplat, 1908). No obstante, la base esencial del diagnóstico es el establecimiento de una diferencia entre la refracción con y sin cicloplejia completa que se explica por el tono ciliar normal (cerca de 1D). En los casos sospechosos se debería utilizar siempre la atropina y el test debería asegurar que la cicloplejia es completa.

La etiología del espasmo se divide en dos categorías principales: a) espasmo funcional que es esencialmente una respuesta a la fatiga y el sobre-esfuerzo, y b) un espasmo orgánico debido a la irritación del parasimpático.

Espasmo funcional de la acomodación.

Es una respuesta relativamente habitual a la fatiga de la acomodación que recuerda a los "calambres" de otros músculos; es una respuesta alternativa a un sobre-esfuerzo del músculo ciliar en lugar de una insuficiencia de la acomodación. Esencialmente se trata de una respuesta de irritabilidad debida a la astenia (Prangen, 1922-37; Alexander, 1940); se fuerza a un músculo agotado a una actividad continua que sólo puede responder de manera espasmódica e ineficaz mientras que en una insuficiencia de la acomodación el músculo proporciona toda su capacidad de esfuerzo. Esta situación generalmente se encuentra precipitada por tres factores -sobre-trabajo, a veces con malas condiciones higiénicas visuales, y con un fondo físico y/o mental favorable al desarrollo de irregularidades funcionales.

Con frecuencia las condiciones de trabajo del cerca tienen una importancia considerable, un trabajo demasiado cercano y con mala iluminación puede ser una causa habitual, y lo contrario, una exposición a una luz intensa y deslumbrante puede precipitar un espasmo (Thomson, 1898). Un trabajo no acostumbrado puede estimular la enfermedad y, por este motivo, no es raro el observarlo en niños a principio del curso escolar, en candidatos que preparan oposiciones o en adolescentes que abandonan las actividades alegres y juveniles por las responsabilidades y la prisión de la oficina.

Las dificultades ópticas son las asociaciones más habituales, una circunstancia que suele observarse en la miopía leve y en los astigmatas durante la adolescencia cuando la acomodación tiene una gran cantidad disponible, pero también en adultos con todos los tipos de errores refractivos (Walker, 1946). La irritación perceptual causada por la anisometropía puede encontrarse como una asociación. Es relativamente habitual en la presbicia temprana cuando el esfuerzo extenuante para mantener la visión sobre un trabajo muy cercano provoca una función desordenada, y se ha observado en pacientes mayores de 60 años (Leplat, 1927; Prangen, 1937); en estos casos una disminución. En casos de una disminución rápida de una hipermetropía o un aumento también rápido de una miopía debería hacer sospechar que puede ser responsable un exceso de la acomodación mas que un error refractivo. También puede actuar como factor causal la existencia de un disbalance en la musculatura extra-ocular, particularmente el exceso o la insuficiencia de convergencia, Marlow (1922) mantuvo que una influencia particularmente efectiva era la existencia de una hiperforia latente que podría manifestarse sólo con una oclusión prolongada.

La propia constitución del individuo entra en el cuadro etiológico; típicamente se tratan de individuos tensos y emotivos, ansiosos e inestables en sus reacciones y, a veces, se encuentran más o menos afectados por una neurosis.

El elemento funcional se aprecia muy bien en las neurosis traumáticas en las que en ocasiones puede ser una característica prominente. La incapacidad para la lectura es una secuela habitual de los traumatismos cefálicos que puede llegar a ser duradera (Wescott, 1943). Sin embargo, las influencias funcionales se observan en sus grados mayores en la histeria donde no es infrecuente el espasmo de la acomodación que a veces se asocia con un espasmo de la convergencia y reforzada por un blefarospasmos, y se puede acompañar de una reducción del campo visual y de una ambliopía[12].

El tratamiento del espasmo de la acomodación puede llegar a ser difícil. En lo posible debería

---

[12]Borel, 1886; Morax, 1905; Plantenga, 1908; Sollom, 1966; otros.

eliminarse cualquier excitación en el trabajo, el medio o en el estado de salud general, pero los factores esencialmente responsables son la corrección de la refracción y el descanso visual, pero en los casos más severos puede ser necesaria una atropinización durante 3-4 semanas. Incluso así, no es raro que el espasmo vuelva a reincidir después del efecto del fármaco, en cuyo caso se debe prescribir otro ciclo. La corrección óptica debe utilizarse de inmediato, los astigmatismos deben corregirse con especial cuidado; en realidad el procedimiento anterior resuelve los casos moderados. Al principio la corrección óptica puede provocar una borrosidad de la visión lejana pero, en general, los ojos se relajan al poco tiempo del uso de la corrección óptica y se toleran muy bien las gafas; en ocasiones puede indicarse al principio una cicloplejia suave para ayudar al paciente a cambiar sus hábitos visuales. Finalmente si el trabajo del cerca tiende a provocar recaídas, pueden ayudar las adiciones para el cerca mientras que puede ser de gran valía los ejercicios de relajación y los entrenamientos ortópticos de visión estereoscópica y de convergencia (Irvine, 1947).

Cuando se produce un dolor intenso durante el trabajo del cerca, Grunert (1928) y Frieberg (1927) preconizaban la utilización de la pilocarpina. Bari (1933) sugirió el empleo de fármacos anti-espasmódicos como la acetilcolina, mientras que Green y Sluder (1923) propusieron la anestesia del ganglio esfeno-palatino cuando el dolor es un síntoma importante.

Espasmo orgánico de la acomodación

a). El espasmo ciliar se observa después del uso de mióticos como son los estimulantes adrenérgicos (fisostigmina, prostigmina, alquil-fluorofosfonatos, pilocarpina, muscarina, etc.). Esta situación solía ser muy angustiosa para aquellos pacientes que antes iniciaban el tratamiento de su glaucoma con pilocarpina.

El espasmo de la acomodación también se puede asociar con una sobre-dosificación de otros fármacos como la morfina, aconitina, hidrastinina y los digitales. Sédan (1947) publicó un espasmo intenso después de fumar tabaco "srsatz" debido a la solanina liberada durante la combustión.

b). Por lesiones irritativas del tronco cerebral y del III par como ocurre en la encefalitis epidémica (Cords, 1920), en una crisis de tabes (Blatt, 1930), meningitis e inflamaciones de la órbita o de las cubiertas oculares (escleritis, Gorse y Bergès, 1937).

c).Por reflejos irritantes en la neuralgia del trigémino (Pereyra, 1898).

d). En inflamaciones intraoculares cuando se irrita el cuerpo ciliar (Oliver, 1892; Blatt, 1930).

e). Se ha publicado después de infecciones como la difteria (Davids, 1961), siguiendo a la extracción de un diente (Krudysz, 1962) o en infecciones helmínticas (Indeikin, 1960).

f). La miopía transitoria que se produce después de la administración de fármacos como las sulfonamidas pueden deberse a un espasmo del músculo ciliar, así como en ciertos estados tóxicos como en la ictericia.

g). Sysi (1946) publicó un caso con un aumento de la potencia de la acomodación después de la administración de una dosis masiva de vitamina B1.

h). En el espasmo óculo-motor cíclico se pueden producir espasmos cíclicos de la acomodación.

i).El espasmo ciliar puede ser una causa de pseudo-miopía traumática o seguirse a un traumatismo cefálico (Girling, 1958; Anderson, 1961; Murrah, 1965).

Espasmo de la acomodación para la visión lejana.

Se debe a la estimulación del simpático. Se trataría de la situación opuesta al espasmo de la acomodación y causa una recesión del punto próximo. Heath (1936) y Cogan (1937) presentaron pruebas de que los fármacos simpaticomiméticos actúan de esta manera. Grancher (1880) publicó una recesión similar del punto próximo en la tirotoxicosis y Cogan (1937) en una irritación del simpático cervical que puede tener esta explicación.

Acomodación tónica.

Es un fenómeno raro pero notable que sólo he encontrado en el Duke-Elder; el primero en señalarla fue Axenfeld (1919) donde se prolonga una posición acomodativa con lo que el cambio de foco de lejos a cerca y viceversa se encuentra retrasado; en realidad, este inconveniente puede ser tan grande que el paciente, aún siendo joven, puede reclamar la utilización de gafas bifocales o progresivas. Se desconoce el origen de la lesión causal pero se ha descrito en el sarampión, diabetes, alcoholismo, migraña, enfermedad de Graves, después de traumatismos y en la sífilis[13].

Esta situación clínica no debemos confundirla con el denominado tono de descanso o reposo de la acomodación donde se produce un "salto miópico" en situaciones de degradación del estímulo visual (en el vacío, en la oscuridad, etc.)

Métodos para estimar la acomodación

La evaluación completa de la acomodación conlleva la medida de su rango, amplitud y fatigabilidad, los restos relativos positivo y negativo para la convergencia así como una estimación de su refracción dinámica -es decir la refracción de los ojos focalizados en la distancia de trabajo. Habitualmente se emplean métodos subjetivos pero también disponemos de métodos objetivos.

Métodos objetivos.-

1.- Retinoscopia dinámica.

Es un método de investigación introducido por Cross (1903-11) y Sheard (1922) en América y desarrollada por Nott (1925-26), Ketchum (1926), Lea (1928), Pascal (1929-41), Swann (1939) y por otros; donde en lugar de relajar los ojos lo más posible como en la retinoscopia estática, se mide su refracción mientras acomodan y convergen activamente. De esta manera podemos medir la potencia refractiva en este estado binocular, se puede estimar las diferencias de la acomodación de los dos ojos y se puede evaluar el punto próximo.

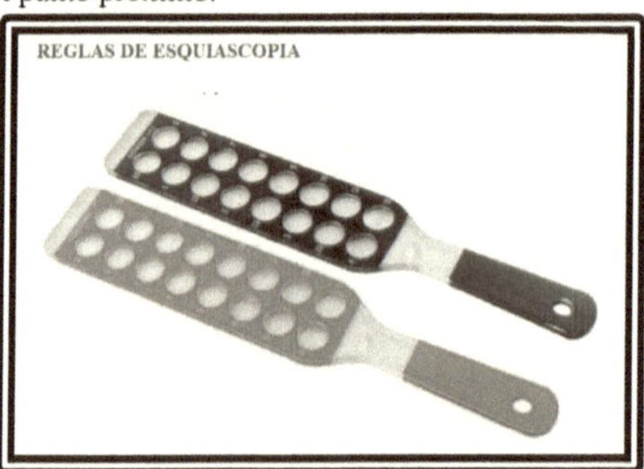

Esta técnica requiere de mayor experiencia y habilidad que la retinoscopia estática, pero desafortunadamente no existe un acuerdo completo en la interpretación de sus resultados.

---

[13]Jess, 1920-22; Gehrcke, 1921; Karpov, 1923; Erggelet, 1932, Bullimores MA et al, 1986.

La técnica práctica es la usada para la refracción con el esquiascopio o con el retinoscopio, para la cual se fija la visión en un test de lectura por debajo de la banda de luz. Utilizando su corrección para el lejos y sin cubrir ningún ojo, se le pide que mire un punto del test de cerca situado a la distancia de trabajo y se estima su refracción; el mantenimiento de la convergencia se controla por la posición central de los reflejos corneales. Sin embargo, en lugar de obtener una sombra neutra en un paciente de potencia acomodativa amplia, como cabría esperar si la retina y el espejo se encontraran conjugados, se obtiene un movimiento "con" (utilizando un espejo plano) y sólo se obtiene un reflejo neutro si el paciente fija y acomoda sobre un objeto situado a corta distancia delante de sus ojos o si se le añade lentes binoculares (+0´50 a +0´75D a una distancia de 33 cm.). Este "retraso de la acomodación" (Sheard, 1922) se produce normalmente. Cuando se ha neutralizado el movimiento "con" (en la misma dirección que lo hace el esquiascopio) (el punto neutro inferior) se pueden añadir lentes convexas (hasta +1´00D) sin que se produzcan sombras "contra" (la dirección de la esquiascopia) como ocurre con la retinoscopia estática, pero a medida que se relaja la acomodación se atraviesa una amplia zona neutra hasta que la sombra se invierte, marcando el punto neutro superior. Se argumenta que el punto neutro superior representa un dato objetivo de la acomodación relativa negativa, es decir, la cantidad de acomodación que puede relajarse mientras la convergencia permanece fija. La potencia de la lente en este punto -es decir, la lente convexa más fuerte que neutraliza la sombra- se afirma que indica el punto de asociación entre la convergencia y la acomodación que conduce a un ajuste confortable entre ellas, en la práctica se encuentra que las lentes son algo más fuertes que confortables. Durante los primeros años de vida disponemos de más acomodación que la necesaria para la mayoría de los trabajos cercanos y, a distancias más próximas que el punto de reposo, el grado de acomodación es menor que el requerido por el estímulo, por ello se encuentra un componente acomodativo que se neutraliza con potencia esférica positiva; y lo contrario cuanto más lejos se encuentre el punto de reposo, el grado de acomodación tiende a ser mayor que el requerido por el estímulo. El método tiene el claro valor de que, como la retinoscopia estática, proporciona una base objetiva para la corrección adecuada para la refracción al lejos, la retinoscopia dinámica lo proporciona para la visión próxima cuando el ojo se encuentra focalizando un objeto cercano, una cuestión que hasta su introducción dependía completamente de métodos subjetivos. La retinoscopia con el ojo acomodado también permite una revalorización del astigmatismo y de vez en cuando revela una diferencia significativa entre las potencias de las correcciones cilíndricas para la visión lejana y la próxima. Estos cambios pueden confirmarse mediante pruebas subjetivas. También es posible la estimación objetiva del balance binocular para la visión cercana. Sin embargo, las dificultades prácticas y su interpretación la limitan en la práctica rutinaria de la refracción.

Se han propuesto diversas variaciones técnicas, particularmente en relación con la naturaleza y la posición del objeto de la fijación. Desde luego es difícil que el paciente se esté quieto fijando lo indicado y para ello se han utilizado test bicromáticos con lo que se puede realizar la retinoscopia mientras el paciente establece si es el rojo o el verde el dominante (Cockerham, 1954).

Algunos refractómetros, como el de Fincham, cuentan con dispositivos para aproximar la fijación y estimar la refracción durante la acomodación.

Métodos subjetivos.-

1.- **La medida del punto próximo.**

La valoración del punto de visión próximo implica uno de dos tipos de investigaciones. El primero es una medida formal del punto próximo de la acomodación, el segundo es un método más utilizado clínicamente que es el test subjetivo de leer letras o símbolos cada vez más pequeños a la distancia normal de lectura que se suele tomar en los 30 cm.

La potencia de la acomodación que, aparte de su relación con problemas refractivos, a menudo tiene valor en la investigación de casos neurológicos; se suele medir de una forma aproximada acercando el test de visión próxima hacia el ojo del paciente y, cuando mira al más pequeño, señalar la distancia a la que se vuelve borroso.

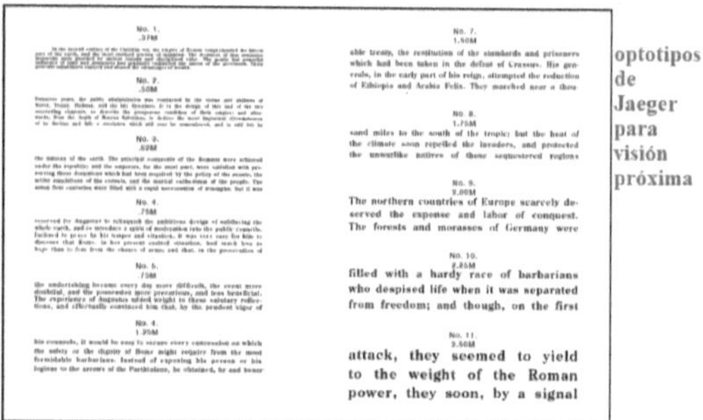

optotipos de Jaeger para visión próxima

No obstante, este procedimiento es poco seguro ya que un fallo en la convergencia que induzca diplopia puede dar lugar a un borramiento de las letras indistinguible de la verdadera insuficiencia de la acomodación. Una forma más exacta de realizarlo es mediante el empleo del optómetro de hilos de Donders (1864) que recuerda a un arpa pequeño en el que las cuerdas se sustituyen por hilos sobre un fondo blanco, y se aproxima al ojo hasta que los hilos no pueden distinguirse. El experimento de Scheiner (1619, Oculus. Innsbruck pp 444) proporciona la base para otro test que es adecuado para la investigación uni-ocular: un cartón perforado con dos pequeños agujeros continuos se coloca delante del ojo y el paciente mira a través de ellos un pasador situado a 1 metro de distancia donde se ve con claridad, pero al acercarlo se llega a un punto donde parece verse doble -este momento marca el punto próximo de la acomodación.

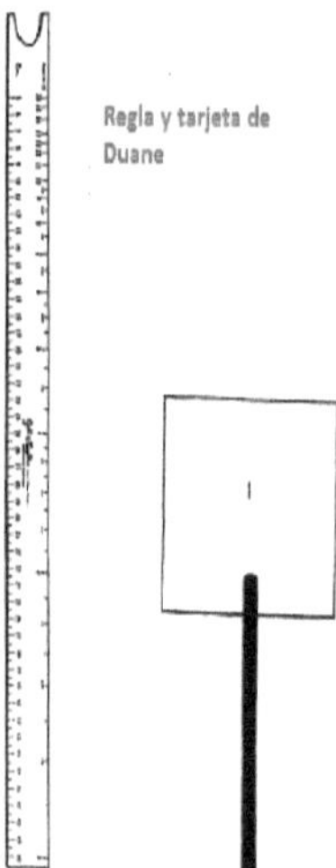

Un método rápido y fácil es el de la tarjeta de acomodación de Duane (1909) en el que se graba una línea de 0,2 mm de anchura por 3 mm de longitud; se acerca al ojo y se anota el punto donde se ve borroso (no doble). Slataper (1926-45) lo modificó añadiendo dos líneas similares a las de Duane separadas por un intervalo igual a la anchura de ellas, la borrosidad se señala por la fusión de las dos líneas en una. Colenbrander (1937-40) empleaba una tarjeta en la que la característica esencial era la dirección de triángulos de tamaños diminutos siguiendo el principio de la C de Landolt.

Se utilizaron diferentes bases para la medida. Donders (1864) la media desde el punto nodal anterior, Landolt (1903) desde el punto principal anterior y Duane (1922), que es el que se suele seguir, desde el foco principal anterior (15′7 mm delante de la córnea). La distancia se mide en centímetros y desde ellos se traslada a dioptrías. Debemos recordar que el valor dióptrico de la distancia de lectura es el recíproco de la longitud expresada en metros: por ello una distancia de 25 cm representa 100/25 o sea 4 dioptrías.

Se ha utilizado una gran cantidad de imaginación para diseñar instrumentos que hagan mediciones fáciles y rápidas. La práctica regla de Prince esta calibrada tanto en dioptrías como en centímetros. En la práctica, la distancia se mide con una cinta colocada en el canto externo del ojo: mirando desde el lateral, el cirujano estima el nivel del vértice de la córnea y, restando 15′7 mm, se obtiene la medición al punto próximo. La regla de la acomodación de Duane (1921) es una modificación de la regla de Prince, consiste en una regla de madera recta localizada entre los ojos por una ranura en su extremo para el puente de la nariz. Se calibra arriba y abajo para servir a las mediciones bi o mono-oculares y se marca en centímetros para registrar el punto próximo y en dioptrías para registrar la amplitud de la acomodación; la escala comienza a una distancia de 14 mm por delante de la córnea. Al acercar la tarjeta hacia el ojo su distancia se puede medir en centímetros y trasladarlo simultáneamente a dioptrías de potencia acomodativa. Otras reglillas similares fueron las diseñadas por Nicolai (1922), Berens (1922), Lee (1927), Thorne (1928), Livingston (1935), Abbott (1941), Simpson (1941), Neely (1956), Giles (1961), y muchos otros.

Luckiesh y Moss (1940-3) afirmaron que su técnica sensitométrica ofrece ventajas sobre los métodos subjetivos.

La amplitud de la acomodación se puede calcular desde el rango (ya que la potencia refractiva es la recíproca de la distancia focal en metros) o se puede medir directamente restando el valor dióptrico del punto lejano al próximo.

Se debería investigar la convergencia y la acomodación relativa en la distancia de trabajo, es decir, la cantidad de convergencia o acomodación que puede ejercerse adicionalmente (o relajarse) para una de las funciones mientras la otra se mantiene fija. La cantidad de acomodación que se puede relajar mientras el paciente fija (acomodación relativa negativa) se determina añadiendo más potencia en lentes hasta que el objeto se vuelve borroso. La positiva se calcula de manera inversa, añadiendo lentes cóncavas.

Varios autores propusieron diversos test o pruebas para determinar el balance de la acomodación. Maddox (1928) propuso determinar el punto en el que tiende a cesar la acomodación en la intersección de las líneas visuales. El instrumento – letras negras sobre un fondo azul y rojo en posición yuxtapuesta. Se lleva a la posición de trabajo y se añaden lentes convexas a la refracción estática hasta que los dos grupos de letras se aprecian con la misma claridad. Si se ven mejor las del fondo rojo la corrección de la acomodación es demasiado alta. Como los dos grupos de letras se ven simultáneamente la prueba es fácil de realizar en contraposición a los test habituales que demandan la realización del gasto máximo de acomodación. Freeman (1953-54) también abogó por las pruebas bicromáticas subjetivas; también se han utilizado gafas polarizadas para presentar objetos-test a los dos ojos.

La investigación de las condiciones ópticas durante la acomodación se completa comprobando los errores astigmáticos, lo que es aconsejable en los astigmatismos altos ya que, como hemos visto, se pueden producir cambios significativos en la potencia o en los ejes del cilindro. Se debe realizar objetivamente mediante la retinoscopia dinámica o subjetivamente utilizando los cilindros cruzados (O′Brien y Bannon, 1947).

Para determinarla se le pide al paciente que lea una tarjeta o un test para la visión próxima a la distancia habitual de trabajo.

Esta prueba se utiliza desde hace mucho tiempo[14]. Sin embargo, el primer test científico se debe a Snellen (1868) que construyó un guion de lectura sobre la misma base que los utilizados para visión lejana; cada letra es un cuadrado subtendido en un arco de 5′ cuando se sitúa a la distancia habitual de trabajo. Fue modificado por varios oftalmólogos, notablemente por Nieden (1882) y por Oliver (1885). En el test de Oliver el grupo de palabras elegidas no guardan ninguna relación entre sí con lo que se elimina el factor del contexto, además cada palabra se elige por los componentes de sus letras con lo que tiene valor en la determinación de la existencia de astigmatismos. Sin embargo, las letras basadas en el principio de Snellen tienen un aspecto poco familiar y son de lectura difícil. Por este motivo el test propuesto por E. von Jaegger (1854-67) de Viena, comenzó a utilizarse de manera habitual; consiste en una tarjeta en la que se imprimen letras de imprenta de un tamaño variable, cada una de las cuales se enumera, y desde entonces se registra con esta serie numérica (J-1, J.2, etc.). No obstante, estos tipos de letras se salían del uso comercial habitual por lo que durante algunos años se utilizaron aproximaciones que invalidan la comparación de registros; para evitarlo la British Faculty of Ophthalmologist (Law, 1951-52) propuso su estandarización conforme al estilo de impresión conocido como "Times Roman" y la anotación basada en "puntos" de impresión. Un punto (1/72 in) indica el tamaño del bloque sobre el que se emite cada letra y es constante para cualquier estilo. Así el tipo 5 es uno en el que cada letra se emite sobre un bloque de 5/72 in. de altura. La Faculty recomendó signarla con la letra N (near, cerca) seguido de números desde el 5 al 48. En América, Louise Sloan (1959) introdujo un test de lectura basado en los mismos principios. El test debe fabricarse con un material duradero y limpiable (plástico o similar) en letras negras con un fondo blanco.

En España utilizamos habitualmente el test de Jaegger con notaciones del 1 al 5. Últimamente se han desarrollado nuevos test de lectura; uno de ellos es el MNRead Acuity que evalúa la agudeza de lectura, la velocidad y el tamaño de impresión crítico (Subramanian A y Pardhan S, 2009) y el UoClogMAR para visión próxima e intermedia que evalúa la visión próxima en la escala logarítmica MAR con letras de uso en Europa (Tsilimbaris MK et al, 2011).

Para realizar el test el paciente permanece sentado en la silla y con una buena luz sobre sus hombros, se le entrega la tarjeta de lectura y se le pide que la lea. La visión próxima se registra como el tipo más pequeño que puede leer confortablemente junto con una nota de la distancia aproximada a la que se lleva a cabo, por ejemplo J.3 a 30 cm.

En la realización de este test, se origina una posible complicación en que lentes con la misma potencia al vértice pueden no ser igualmente efectivas como ya señaló Mayer (1909). Cuando el grosor en el centro es pequeño, este efecto se puede despreciar pero con las lentes convexas de gran potencia, las diferencias pueden ser significativas. Por ello las lentes de prueba deberían ser del mismo tipo que las definitivas. Bennett (1966) calculó la efectividad para la visión cercana de varios tipos de lentes de prueba todas ellas con una potencia al vértice de +16D. Comprobó que la potencia al vértice añadida en la combinación de lentes esféricas y cilíndricas, cada una con un plano-superficie, es prácticamente idéntica con dos formas de lentes de gafas; esta combinación de una lente esférica por delante y el cilindro por detrás con sus superficies-planos en aposición representa la solución ideal.

---

[14] Daza de Valdés, 1623; Chevallier, 1815; Tauber, 1815; Himly, 1843; otros.

El diagnóstico de la fatiga de la acomodación se suele realizar sobre la base de una historia de inestabilidad para continuar con el trabajo o la lectura de cerca durante mucho tiempo sin que se produzca un emborronamiento, y por datos de estrés o cansancio que pueden desaparecer después de un periodo de descanso permitiendo al paciente reanudar su tarea. Donders (1864) fue el primero en subrayarlo como un factor importante en la fatiga ocular. Lancaster y Williams (1914) fueron de los primeros en intentar su medición, utilizaron un test pequeño y midieron la distancia más corta a la que se veía sin borrosidad durante 1 hora. Como regla general encontraron pocos datos de fatiga de la acomodación incluso después de largos periodos de fijación continua -de hecho, la potencia de la acomodación tiende a aumentar. Lucien Howe (1916) utilizó un método más exacto adoptando la técnica clásica de Mosso para estudiar la fatiga o cansancio del músculo estriado como ya lo había hecho para estudiar la convergencia, y Berens (1929) y Berens y Stark (1929-32) en América y Dubois Poulzen y Rozan (1947) en Francia continuaron y ampliaron el estudio. Brevemente, el método consiste en aproximar repetidamente al ojo una tarjeta con una letra diminuta hasta que se vuelve borrosa, el recorrido de la tarjeta se registra de manera continua en un tambor giratorio. No hubo datos de disminución de la excursión durante 15 minutos dentro de los cuales puede hacerse evidente el factor de cansancio general. Se debe señalar que la respuesta de los dos ojos pueden ser diferente de lo registrado en binocularidad (Howe, 1917); cuando sólo se utiliza un ojo, el otro también muestra signos de cansancio pero en un grado menor (Berens y Sells, 1944) y la curva de cansancio de la acomodación suele ser muy diferente de la curva de fatiga de la convergencia con lo que se puede diferenciar la participación de estos dos factores en la etiología de la astenopia.

Actualmente no existe un tratamiento para la presbicia en el sentido de restituir la funcionalidad del eje cuerpo ciliar-cristalino. No obstante se han realizado algunos esfuerzos para retrasar el problema; así Polat U et al (2012) han encontrado que es posible mejorar el estado de la presbicia mediante entrenamiento visual pero no por mejorar la óptica visual, sino mediante un aumento de la capacidad interpretativa cerebral por aumento de la eficacia neural.

El cerebro es capaz de adaptarse a la borrosidad incluso a la impuesta por su propia óptica (Mom Williams M et al, 1998; Webster MA et al, 2002; Elliot SL et al, 2007). No obstante, si estos fuera totalmente cierto el présbita no necesitaría de corrección óptica ya que su adaptación cerebral las haría innecesarias. Polat et al (2012) justifican esta mejoría o retraso en su aparición a un mecanismo de "des-borramiento" conseguido mediante un aumento de la ganancia neuronal que es capaz de procesar a niveles señal/ruido muy bajos lo que se apoya en la mejoría en la sensibilidad al contraste y de la sensibilidad en présbitas entrenados.

- *Mejoría dietética.-*

La astaxantina es un carotenoide que actúa en las membranas celulares y en las lipoproteínas circulantes con efectos antióxidante y anti-inflamatorios (Iwamoto T et al, 2000; McNultry HP et al, 2007). Los humanos no la sintetizamos (Kistler A et al, 2002) por lo que tenemos que tomarla de la dieta. La astaxantina es producida por algas, bacterias y hongos, y se acumula en aquellos animales que s alimentan de los primeros. Es la responsable del color brillante de la carne, piel y exoesqueleto de animales como el cangrejo, langosta, salmón y la trucha entre otros. También se encuentra en las algas marinas de consumo humano, en los flamencos (a los que les confiere su color) y en la retina de la codorniz (Bhosale P et al, 2007).

Sus efectos sobre la visión se han estudiado sobre todo en Japón. Yuan (2011) y antes Kajita (2009) llegaron a la conclusión de que unos ingresos diarios de 6 mg, mejora la agudeza visual incluso en sujetos sanos. También se ha encontrado que disminuye la fatiga visual en trabajadores de pantallas en relación al enrojecimiento ocular y la visión borrosa (Nagaki Y et al, 2002). Kajita M et al (2009), en un estudio a doble ciego, encontró una mejoría de la visión cercana en prèsbita de 46 a 65 años de edad. Esta acción parece mediada por la mejoría en la función pupilar.

La determinación de las gafas del cerca

En teoría, la prescripción de gafas para la visión de cerca requiere de un conocimiento del estado refractivo, del estado de la acomodación, su amplitud uni y binocular y las porciones positiva y negativa de la acomodación relativa para la distancia de trabajo. En la práctica, suele ser suficiente el estado de la refracción estática para la visión lejana del paciente y la distancia de trabajo, para proceder a la realización de un test subjetivo de visión próxima con la adición de las lentes convexas apropiadas y recetarlas sobre la base de este test.

Las potencias adecuadas de estas adiciones originan cuestiones importantes. Es cierto que no deben recetarse de manera mecánica y basada en la edad. Cada paciente debe ser testeado y, como dijo C.G. Hertel (1716) las gafas deben ser las más confortables posible que cumplan con su función, no necesariamente las de mayor claridad, para ese tipo de trabajo en que se requieren las gafas. Lo acostumbrado es iniciarlo con una adición de +0´75D en aquellos pacientes que comienzan a tener problemas en la lectura, en el trabajo vespertino o con pobre iluminación, ya que es seguro que adiciones menores no sean útiles salvo para el que "vende" las gafas.

En todos los casos es mejor hipo-corregir que sobre-corregir, ya que si son demasiado fuertes se experimentarán dificultades con la asociación convergencia-acomodación y el rango de visión se encontrará limitado innecesariamente. Es una buena práctica la determinación formal de la acomodación relativa positiva y negativa ya que permitirá la receta de unas gafas confortables no sólo para la distancia de lectura sino que también se amplía en 12-15 cms el rango de esta confortabilidad. También es una garantía contra la sobre-corrección.

La media de la acomodación subjetiva disminuye con la edad, por lo que a finales de la cincuentena se necesitan unas +2´5D y después de esta edad se necesitan pocos cambios. En todo caso rara vez se tolera una lente que lleve el punto próximo a una distancia menor de 28 cms. (es decir, una potencia total de +3´5D) y, si por cualquier causa, se demanda un trabajo muy pequeño que requiere una mayor corrección, debería añadirse mediante prismas la convergencia necesaria así como la acomodación con esferas. A menudo se indican adiciones desiguales o muy fuertes en presencia de lesiones médicas que causan una agudeza visual pobre en uno o en ambos ojos. Así los pacientes con cataratas incipientes a menudo leen con mayor comodidad con adiciones de +3´5D o +4´5D. Incluso se pueden considerar adiciones mayores como ayudas visuales.

No obstante, en personas normales, se debe enfatizar que en la mayoría de los casos el disconfor se debe a una sobre-corrección de la presbicia. Sí las lentes se pueden reducir de potencia sin causar un deterioro de la agudeza visual para el trabajo en el rango requerido, debería hacerse; pero si esto es imposible, se suele mejorar la falta de comodidad añadiendo un prisma con base interna, o bien descentrando las lentes en la cantidad correspondiente. De esta manera la esfera mejora la acomodación y el prisma la convergencia.

Sí el trabajo de cerca aún continua dando problemas sin una explicación evidente, debemos reconsiderar la acomodación y la convergencia relativa para el trabajo. Recordemos que la porción positiva de la acomodación relativa (es decir, la cantidad de reserva) debe ser tan grande como sea posible y, en cualquier caso, mayor que la porción negativa. Lo mismo debería ocurrir para la convergencia. Si la acomodación negativa es deficiente, se debe alterar la adición esférica para las gafas de trabajo; si el paciente se encuentra trabajando fuera del "área confortable" de su convergencia deberían prescribirse ejercicios ortópticos de convergencia, o bien, ordenarse una corrección prismática que lleve a la convergencia dentro de este área.

Incluso si no existiera un cambio astigmático en el estado de acomodación, el valor óptico de las gafas utilizadas para el trabajo de cerca difiere en su valor de las del lejos, debido al hecho de que en el primero los rayos incidentes son paralelos y en el segundo divergentes. Para que los últimos puedan converger en el mismo foco, se requiere de una corrección más fuerte de lo indicado por la refracción. Si se requiere la misma corrección para el trabajo distante y cercano para una persona no présbita para trabajar a una distancia de (por ejemplo) 30 cms, debe aumentarse la potencia de la lente a distancia por un factor cercano al 9% (Percival, 1928). Así una esfera de +3D para el infinito es ópticamente equivalente a +3´27D para los 30 cms., mientras que el usuario aún utiliza +3´30D. Sin embargo, en un présbita, el elemento esférico adicional requerido para el trabajo cercano tiene el efecto de hacer a la luz incidente más paralela y, en consecuencia, se necesita de un factor de corrección menor. Cuando se añade una esfera de +1´00D, el factor de corrección es del 6%; con +2´00D el factor es del 3% y cuando se añade +3´00D, los rayos incidentes son paralelos y no se requiere de ningún factor de corrección.

La importancia práctica de lo anterior se encuentra en las altas correcciones cilíndricas; en muchos de ellos, sí se utilizan las mismas gafas para lejos y cerca, el resultado no suele ser satisfactorio. Así si se necesita un cilindro de +5 para la visión lejana, se necesitarán +5´50 para el cerca, por ello es mejor recetar dos gafas diferentes.

Generalmente también se produce un ligero grado de excicloforia cuando los ojos convergen; por ello deberíamos realizar una rotación ligera de un gran cilindro, particularmente si es oblicuo con lo que aumentamos la comodidad del paciente para el trabajo cercano.

Uso de lentes de contacto.-

Existen varios modelos de lentes de contacto progresivas que pueden utilizarse para la corrección óptica de la presbicia, especialmente en aquellos pacientes que necesitan utilizar corrección para su visión lejana.

Con lentes de contacto blandas basadas en un sistema de agujero estenopéico se ha encontrado una buena visión lejana y en la visión intermedia, no así en la visión próxima ni en la esteroagudeza (García Lázaro et al, 2012).

Pseudo-acomodación

Con el uso de las LIOs se produce la denominada pseudo-acomodación debida a un aumento de la profundidad de foco a través de una pupila miótica, una ptosis palpebral, micro-estrabismo, astigmatismo miópico contra la regla, multifocalidad corneal, aberraciones cromáticas y monocromáticas (Tsorbatzoglou A et al, 2006; Sanders DR y Sanders ML, 2007).

La AMO Array (Advanced Medical Optics, Irvine, California) fue la primera LIO multifocal aprobada en 1997 en USA. Tiene 5 anillos alternos para visión de cerca y lejos (Steinert RF et al, 1999) Las LIOs multifocales se diseñaron con unas propiedades ópticas refractivas y/o difractivas que permiten al paciente poder ver objetos situados a diferentes distancias. Tienen el inconveniente de que como la energía lumínica se distribuye entre más de una imagen y se pierde algo en focos inútiles (Lane SS et al, 2006; Davison JA y Simpson MJ, 2006), cada una de las imágenes primarias es más débil y descentrada que las correspondientes para una lente monofocal.

Aproximaciones quirúrgicas

1.- Esclerales.

Estas aproximaciones se basan en revisiones mal interpretadas de los mecanismos de acomodación y de la presbicia (Schachar RA, 1994-96). La teoría de Schachar, como hemos visto, sugiere que la acomodación se produce por un aumento de la tracción zonular en el ecuador cristaliniano que aumenta su diámetro y la presbicia sería el resultado de la falta de tensión en la zónula debido al crecimiento ecuatorial del cristalino. Por lo tanto una expansión escleral restauraría el espacio perdido por el crecimiento cristaliniano y permitiría volver a "estirar" las fibras zonulares. No obstante hay datos que apoyan la teoría de von Helmholtz, es decir que se produce una disminución en la tracción zonular con una disminución del diámetro cristaliniano (Glasser A y Kaufman PL, 1999; Glasser A et al, 2006; Ostrin LA y Glasser A, 2007); y también se ha documentado el aumento en la rigidez capsular (Glasser A y Campbell MCW, 1999; Hey KR et al, 2004; Weeber HA et al, 2005-7).

Se intentó realizar una esclerotomía radial o insertar bandas expansoras esclerales de metacrilato a través de 4 incisiones esclerales tunelizadas. Con este procedimiento se pretendía expandir el diámetro escleral sobre el músculo ciliar. En 2005 se inició la fase II en USA con implantes esclerales PresVIEW (Refocus Group, Dallas, TX).

Como la base teórica es falsa no es extraño que no se restablezca la acomodación. Las medidas objetivas en pacientes con estas bandas no muestran acomodación o es similar a la de otros grupos de edad (Mathews S, 1999; Ostrin LA et al, 2004). Las medidas subjetivas sugieren una ligera mejoría a corto plazo así como en el ojo no operado (Qazi MA et al, 2002). Esta mejoría en el ojo no operado apunta hacia un efecto placebo.

Estos procedimientos esclerales también son propensos a sufrir complicaciones como bolsillos esclerales estrechos, extrusión de la banda, perforación de la cámara anterior, isquemia, adelgazamiento escleral y miopía axial (Singh G y Cholfin SA, 2000; Qazi MA et al, 2002; Hamilton DR et al, 2002).

2.- Aproximaciones corneales.

Se han utilizado varios procedimientos corneales para mejorar la presbicia que incluyen procedimientos quirúrgicos refractivos multifocales, monovisión, queratoplastia para visión cercana o incrustaciones corneales estenopéicas. En realidad se tratan de procedimientos pseudo-acomodativos al aumentar la profundidad de foco del ojo y ninguno se dirige a restaurar la acomodación. Aunque en aves se produce un cambio en la curvatura corneal durante la acomodación (Glasser A et al, 1994), los cambios documentados en humanos son esencialmente mínimos e inútiles para la acomodación (Young T, 1801; He JC et al, 2003; Yasuda A et al, 2003). Además los cambios en la curvatura corneal no forman parte de la acomodación natural.

Entre los modelos diseñados para la ablación corneal para la presbicia los que actúan sobre la zona central para la visión de cerca parecen ser los mejores porque actúan sobre una superficie corneal inferior, permite mayores adiciones, y presenta mayor estabilidad con las variaciones del tamaño pupilar y menores aberraciones de orden mayor (Al arcón A et al, 2012).

3.- Aproximaciones lenticulares.

Es posible el desarrollo de productos farmacológicos que "ablanden" el cristalino mediante la rotura selectiva de las moléculas o uniones celulares que se han formado para endurecerlo durante la vida. Una desventaja de estos productos sería la necesidad de utilizarlos durante periodos prolongados de la vida, probablemente desde antes que aparezca la presbicia; pero tendrían la ventaja de que evitarían la aparición de opacidades cristalinianas.

Otra posibilidad es utilizar el láser para "ablandarlo". Se han realizado estudios preliminares en cristalinos de cadáveres y recién extraídos (Myers IR y Krueger RR, 1988; Krueger RR et al 2001-5; Blum M et al, 2006). Estos estudios sugieren que el láser de femtosegundo no produce cataratas, puede ablandar el cristalino y aumentar la potencia de la acomodación en cristalinos prebíopes. Este tipo de tratamiento debería dirigirse hacia el núcleo que es el que sufre el mayor endurecimiento durante el proceso de envejecimiento. Tendría la ventaja de no ser invasivo y conservar la cápsula que permitiría la facoemulsificación si fuera necesario.

4.- LIOs de óptica simple.

Las lentes intra-oculares acomodativas de óptica simple incluyen a la HumanOptics AG Akkommodative ICU (Erlangen Alemania), la Crystalens AT-45 y la AT-50 (Aliso Viejo, California), la lenstec Kellan Tetraflex (KH-3500, St. Petersburg, Florida), la OPAL de Bausch-Lomb (Rochester, NY), la Acuity C-Well (OrYehuda, Israel), la morcher BioComFold 43E (Stuttgart, Alemania), la AMO/Quest Vision (Santa Ana, California) y otras varias[15].

Todas se encuentran diseñadas para su implante en saco capsular pero no todas utilizan el mismo mecanismo de acción para realizar su función. La Crystalens eyeonic se diseñó para implantarla en una posición volteada con la óptica dirigida hacia la cápsula posterior y la superficie del vítreo; el protocolo quirúrgico necesita de una cicloplejia post-quirúrgica para permitir a las superficies anterior y posterior del saco capsular que se fibrose alrededor de los hápticos y estabilizar la lente. El háptico y la óptica junto con la cápsula fibrótica forman un diafragma contra la superficie vítrea. El mecanismo de acción sugerido por el fabricante es que el esfuerzo para acomodar causa un abultamiento del músculo ciliar en la cavidad vítrea que aumenta la presión del vítreo contra la óptica, lo que produce un desplazamiento anterior temporal. La lenstec tetraflex tendría un movimiento anterior similar pero debido a la flexibilidad de sus hápticos.

Las LIOs de óptica simple se diseñaron para apoyarse en un movimiento adelantado de la óptica o, en algunos casos, una flexión de los hápticos con el esfuerzo para acomodar para inducir un aumento en la potencia del ojo. Si la óptica se desplaza hacia delante a lo largo del eje óptico, se produciría un aumento de la potencia óptica del ojo. Los cálculos con el ojo esquemático pueden mostrar unas indicaciones de la potencia ocular que cabría esperar con estos desplazamientos. La potencia global de la óptica requerida para conseguir un ojo emétrope viene dictada por la curvatura corneal, la longitud axial del globo y la potencia final de la LIO. También indicará cual es el cambio de potencia en ese desplazamiento. Utilizando este ojo esquemático Bennett y Rabbetts (1998) calcularon que un desplazamiento de 1 mm en una óptica de 1 mm de espesor produce una acomodación de 0´8D para un ojo largo (26.04 mm), de 1´3D para un ojo medio (24.09 mm) y de   1´85D en un ojo corto (22.04

---

[15]Tonekaboni K y Whitsett AJ, 2005; Dick HB y Dell S, 2006; Menapace R et al, 2007; Doane JF y Jackson RT, 2007; Beiko G, 2007.

mm). Por lo tanto, teóricamente, es posible conseguir una dioptría de acomodación con una LIO de óptica simple apoyado únicamente en un desplazamiento anterior (Nawa Y et al, 2003; Rana A et al, 2003; Langenbucher A et al, 2003-4). Un desplazamiento de 1 mm para una óptica simple puede representar un desplazamiento relativamente grande en comparación con el movimiento que se produce en un ojo joven y fáquico. El cristalino no se apoya en movimientos para realizar la acomodación sino en cambios en la curvatura de sus superficies y así se engruesa en unos 300 nm y sólo sufre un desplazamiento de unos 100 nm para conseguir una acomodación de 5D (Vilupuru AS y Glasser A, 2005; Ostrin L et al, 2006; Bolz M et al, 2007). Este pequeño desplazamiento cristaliniano apenas tiene valor para el aumento de la potencia dióptrica. Por otro lado, es dudoso que la óptica se desplace más de 1 mm en un ojo pseudofáquico. Aunque con la Crystalens se ha publicado un desplazamiento de 0´84 mm entre la estimulación con cicloplejico y con pilocarpina (Dick HB y Dell S, 2006), con la acomodación volitiva se sugiere un desplazamiento de sólo 0´35 mm (Marchini G et al, 2004). Otros estudios con pilocarpina muestran movimientos ópticos posteriores (Findl O, 2001).

Un mecanismo de acción secundario en estas LIOs viene sugerido por una flexión o arqueamiento de la óptica causado tanto por fuerzas vítreas como por fuerza hápticas sobre una óptica relativamente blanda (Dick HB y Dell S, 2006). Estos cambios en la óptica podrían provocar cambios en la potencia o en las aberraciones del ojo. Se ha sugerido que los pacientes con Crystalens y Lenstec Tetraflex obtienen beneficios sobre su acomodación por la flexión o arqueamiento de la óptica. Si esto fuese así se podría producir un aumento de las aberraciones que tendrían el efecto beneficioso de aumentar la profundidad de foco y contribuir a la pseudo-acomodación, lo que se sumaría al efecto de cualquier desplazamiento axial.

Para aquellas LIOs de óptica simple que dependen de la potencia vítrea, no parece muy claro en qué medida aumenta la presión vítrea en un ojo pseudo-fáquico durante la acomodación. La teoría de la suspensión catenaria de Coleman sugiere el mecanismo anterior pero ya hemos comentado lo dudoso de esta teoría.

Aquellas LIOs de óptica simple que se diseñaron para utilizar la elasticidad del saco capsular para inducir un movimiento de acomodación de la óptica descansa sobre la base de la cápsula elástica y de la disminución del diámetro ecuatorial para actuar sobre los hápticos con una fuerza centrípeta. Lo anterior produciría un desplazamiento hacia delante de la óptica a través de los hápticos. El reto de estas lentes es que debería permanecer útil la elasticidad capsular en el présbita y después de la facoemulsificación. Los cambios en la elasticidad capsular relacionados con la edad, la fibrosis capsular, la proliferación epitelial y la contracción capsular que típicamente se producen después de la cirugía de la catarata pueden volver ineficaces a las fuerzas elásticas capsulares. Además, las fuerzas elásticas centrípetas ecuatoriales se producen, en parte, debido a que la cápsula se distiende por la sustancia cristaliniana. Un cristalino joven en un ojo vivo se ayuda de la tensión zonular en su ecuador para mantenerse en el estado aplanado y desacomodado. Cuando se cortan las fibras zonulares, el cristalino se vuelve más esférico y adopta el estado de máxima acomodación debido a las fuerzas elásticas de la cápsula (Fincham EF et al, 1936-7). Si se descapsula cuidadosamente, la sustancia cristaliniana adopta la forma más aplanada del estado desacomodado (Fincham EF, 1937; Glasser A y Campbell MCW, 1999).

El cristalino tiene un grosor de 3´5 a 4´0 mm y un diámetro ecuatorial de unos 9.0-9´5 mm (Strenk SA et al, 1999). Cuando se elimina la sustancia y se coloca una LIO de 1-2 mm de grosor, el diámetro ecuatorial puede aumentar a 10 mm o más; lo anterior puede provocar la pérdida de la tensión zonular normal en los estados acomodado y desacomodado y puede alterar completamente el fino balance de las fuerzas capsulares que normalmente sirven para producir la forma acomodada del cristalino. Por ello, las LIOs que no llenan completamente el saco capsular pueden ser ineficaces para la actuación de las fuerzas capsulares de la acomodación.

5.- LIOs de óptica dual.-

La primera de estas lentes se desarrolló en 1988 y se implantaron en conejos. Posteriormente se desarrollaron la Sarfarazi de acomodación elíptica (Sarfarazi FM, 2006) y la LIO de óptica dual sincrónica (Viscogen, Irvine, CA) (McLeod SD et al, 2003-7; Ossma IL et al, 2007). La Viscogen se aprobó en Europa en junio del 2006 y se ha implantado en más de 400 ojos.

Las lentes de óptica dual son abiertas, llenan el saco capsular y dejan un espacio líquido entre las dos ópticas. Su óptica anterior es biconvexa y muy fuerte (unas 32D) y como óptica posterior tienen un menisco cóncavo (-12D) unidas por unos hápticos "saltadores". Se diseñaron para insertarse con el procedimiento habitual de cirugía de cataratas para una capsulorrexis de 4 mm. Los hápticos se diseñaron para mantener separadas las dos ópticas y permitir sus movimientos respectivos por las fuerzas capsulares durante la acomodación. La lente sincrónica se implanta con inyector a través de una incisión corneal de 3´6 a 3´8 mm y se despliega dentro de la cápsula. Este diseño permite mantener las dimensiones naturales de la bolsa capsular.

Los cálculos teóricos muestran que si, en el estado desacomodado, el sistema dual tiene un grosor normal de 3 mm con una separación de 0´5, y que con acomodación sufre una separación de las ópticas de 1 mm, se consigue una acomodación de 2 a 2´25 D (McLeod SD et al, 2003-7; Sarfarazi FM, 2006). La teoría dice que durante la acomodación se relaja la tensión zonular y disminuye el diámetro ecuatorial por la elasticidad del saco capsular; todo lo anterior permitiría la separación de sus ópticas a través del salto de la háptica, en particular separando la óptica anterior con respecto a la posterior que permanece relativamente fija (McLeod SD et al, 2007). Se presupone un flujo de acuoso con estos movimientos. En el caso de la Visiogen Synchrony, se ha previsto este movimiento y se facilita con modificaciones estructurales de la óptica anterior.

Como en el caso de las lentes de óptica simple que se basan en la elasticidad de la capsula para producir la acomodación, las alteraciones en esta cápsula pueden hacerlas ineficaces. En casos de opacificación capsular posterior, la capsulotomía YAG se encuentra contra-indicada en relación a la pérdida de función de la cápsula. Se diseñaron para ser inestables y moverse con el esfuerzo acomodativo en respuesta a las fuerzas capsulares. Como existe alguna variabilidad en el tamaño del saco capsular entre individuos que no depende de la longitud axial o la potencia global del ojo, se pueden producir variaciones en la separación de las ópticas que provocaran variaciones en la refracción de reposo o desacomodada. Aunque se diseñaron con diferentes potencias en la óptica posterior para cubrir estas necesidades individuales (McLeod SD et al, 2007), puede ser un reto clínico el predecir la separación exacta de las ópticas en el estado desacomodado dentro de la cápsula de cada ojo. Además, si la cápsula sufre de encogimiento post-quirúrgico, se pueden producir cambios en la refracción de reposo y en las aberraciones, así como en astigmatismos y en el potencial de acomodación. Los resultados iniciales en 24 ojos muestran que el equivalente esférico medio se encuentra dentro de 0´5D en el 50% de los casos y dentro de 1D en el 70% a los 6 meses (McLeod SD, 2006; McLeod SD et al, 2007). También se ha sugerido que la fibrosis y el encogimiento de la cápsula alrededor de la lente puede beneficiar al mecanismo del sistema y mantener estable la función de la acomodación (McLeod SD, 2006). Mantener abierto el saco capsular con el flujo libre del acuoso y el rellenado de la cápsula puede ayudar a prevenir la proliferación epitelial y la opacificación capsular, la fibrosis y el encogimiento (Werner et al, 2004; McLeod SD, 2006).

6.- LIOs con cambios en su curvatura.

Como ya hemos comentado, en el cristalino un aumento de 500 nm en su grosor con una disminución de su diámetro ecuatorial de unas 300µm produce +5D de acomodación. Estos relativamente pequeños cambios físicos provocan un cambio relativamente fuerte en la potencia óptica a través de un aumento en las curvaturas del cristalino. Un sistema capaz de aumentar la curvatura de su superficie será muy eficiente para producir grandes cambios en la potencia óptica del sistema con desplazamientos físicos relativamente pequeños. Se están desarrollando varias lentes bajo estas premisas.

La lente PoweVision FluidVision es una ampolla diseñada con ópticas y hápticos huecos que actúan como reservorios de fluidos, y con un sistema de comunicación. Se implantan en el saco durante la cirugía convencional de la catarata. En el ojo sin acomodar, la tensión de reposo sobre las fibras zonulares sujeta el borde ecuatorial de la cápsula, por lo que existe una fuerza limitada sobre los hápticos que permanecen relativamente ingurgitados con el fluido. Con la acomodación se libera la tensión zonular y disminuye el diámetro ecuatorial de la cápsula, aplicando su presión sobre los hápticos. Lo anterior desplaza el fluido hacia la óptica donde provoca un aumento de volumen y un aumento en la curvatura anterior.

La Medennium SmartLens (Irvine, CA) se estudió hace algunos años pero desconozco el grado de desarrollo obtenido. Es una lente acrílica termoplástica hidrofóbica moldeada en forma bi-convexa similar al cristalino humano. Esta lente se diseñó para rellenar el saco capsular y responder a la acomodación a través de las fuerzas capsulares sufriendo una disminución del diámetro ecuatorial, u aumento en el grosor axial y un aumento en las curvaturas superficiales de manera análoga al cristalino humano.

Una tercera línea de desarrollo consiste en inyectar un polímero líquido en el saco capsular. Los estudios iniciales se realizaron en conejos hace más de 20 años[16]. Se elimina la sustancia cristaliniana a través de una pequeña capsulorrexis periférica (1 o 2 mm) que se tapa o sella y se inyecta un polímero transparente para rellenar la cápsula y recrear un cristalino transparente y blando que pueda acomodar. La mayoría de los trabajos experimentales se han realizado en conejos, primates, perros (Gindi J et al, 1985), en ojos de cadáveres humanos y en ojos enucleados de cerdos, conejos y gatos (Parel JM et al, 1986; Nishi O et al, 1997-8) y en ojos de monos[17]. Para rellenar la cápsula se ha propuesto introducir un balón endocapsular de silicona que posteriormente se rellena con un polímero de silicona; lo que se ha realizado en ojos enucleados de cerdo y conejo (Nishi O et al, 1989) y en conejos y primates (Nishi O et al, 1992-3). En varios de los estudios con animales vivos, no fue posible conseguir los resultados refractivos finales o la posible acomodación debido a una opacificación capsular post-operatoria. En monos adolescentes con una respuesta acomodativa preoperatoria de +12 a +15D, sólo se obtuvo un 20-40 % de acomodación después del relleno con polímero.

Otra lente que también se diseñó para cambiar su curvatura es la NuLens (Hersliya Pituah, Israel) (Ben Nun J y Alió JL, 2005; Ben Nun J, 2006). Se basa en el mecanismo de acomodación del cormorán, donde la contracción de un iris poderoso produce un lentícono anterior (Hess C, 1912; Levy B y Sivak JG, 1980). La óptica de la NuLens tiene una abertura de un material sólido y transparente detrás del cual existe un gel blando. Una base sólida contra la base del gel completa el diseño de la lente a manera de un pistón. Al aplicar una fuerza detrás del pistón hace que el gel presione sobre la abertura para dar una mayor inclinación a la superficie anterior. Los hápticos se unen a su óptica para sujetar al cristalino en el sulcus ciliar por detrás del iris. Este sistema no reside en el interior de la cápsula. Una vez que se ha eliminado la sustancia cristaliniana, se colapsa la cápsula anterior sobre la posterior para formar un diafragma. Se fija la lente al sulcus y el diafragma capsular actúa como el pistón del sistema. Una característica única y especial es que el sistema trabaja al contrario que la acomodación. Al relajarse el músculo ciliar, el diafragma empuja al sistema y se focaliza para el cerca, y lo contrario al contraerse el músculo ciliar se relaja el diafragma y se focaliza al lejos.

La estimulación farmacológica produjo el cambio esperado en la curvatura de la superficie del gel medido mediante biomicroscopia ultrasónica. Los cálculos sugieren que podría producir hasta +40D de acomodación. Aunque estas lentes se implantaron en España no he encontrado los datos de sus resultados.

---

[16]Kessler J, 1996-7; Agarwald LP et al, 1967; Nishi O, 2003; Norrby S et al, 2006.
[17]Haefliger E et al, 1987; Haefliger E y Parel JM, 1994; Nishi O y Nishi K, 1998; Koopmans SA et al, 2006.

El reto evidente de este diseño es como puede funcionar el paciente focalizado para el cerca cuando la acomodación se relaja y lo contrario. No sólo hay un problema de focalización sino también el de mantener la binocularidad sobre un objeto cercano cuando se relaja la acomodación y los ojos se encuentran divergentes, y lo contrario. Los diseñadores sugieren que los pacientes pueden aprender a revertir la neurofisiología de la acomodación con el tiempo, pero es dudoso.

Cuadro resumen.-

Schachar (2010) da el siguiente cuadro de las ventajas e inconvenientes de las diferentes posibilidades de tratamiento de la presbicia.

	Focos con múltiples distancias al cerca	C.V Claro	Regresión	Recorrido largo de corrección	Efecto de regresión	Estereopsis normal	Cosmética negativa	fisiológico	quirúrgico	Halos nocturnos	Complicaciones potenciales
Gafas de lectura	No	No	Si	Si	N/A	Si	Si	No	No	No	Ninguna
bifocales	No	No	Si	Si	N/A	Si	Si	No	No	No	Ninguna
trifocales	No	No	Si	Si	N/A	Si	Si	No	No	No	Ninguna
monovisión	No	No	Si	Si	N/A	No	No	No	No	No	Ninguna
multifocales	Si	No	Si	Si	N/A	Si	No	No	No	No	Ninguna
L.C bifocales	No	No	Si	Si	N/A	Si	No	No	No	No	Mínima
L.C. multifocales	Si	No	Si	Si	N/A	Si	No	No	No	No	Mínima
Lente intracorneal	No	No	Si	Si	No	Si	No	No	Si	No	Significativa
Lente intracorneal multifocal	Si	No	Si	Si	No	Si	No	No	Si	Si	Significativa
LIO fáquica	No	No	Si	Si	No	Si	No	No	Si	Si	Significativa
LIO multifocal	Si	No	Si	Si	No	Si	No	No	Si	Si	Significativa
Lasik bifocal corneal	No	No	No	Si	No	Si	No	No	Si	Si	Significativa
Lasik multifocal corneal	Si	No	No	Si	No	Si	No	No	Si	Si	Significativa
Incisión escleral	Si	Si	Si	No	Si	Si	No	Si	Si	No	Significativa
Banda de expansión escleral	Si	Si	Si	Si	No	Si	No	Si	Si	No	Significativa

CASOS PARTICULARES

Deficiencia de acomodación en niños con síndrome de Down.

El síndrome de Down es la causa más frecuente de discapacidad intelectual en el hombre, se calcula que afecta, por ejemplo, a uno de cada 500-600 nacidos en el Reino Unido (Bell R et al, 2003). Además de tener un riesgo aumentado para ciertas enfermedades sistémicas como hipotiroidismo, osteoporosis y problemas cardíacos, presentan con frecuencia deficiencias visuales, que incluyen errores refractivos[18], estrabismo (Haugen OH y Houding G, 2001; Stewart RE et al, 2007), visión reducida (Tsiaras WG et al, 1999; Little JA, et al, 2007), nistagmo (Liza-Sharmini AT et al, 2006; Stirn Kranjc B, 2012), cataratas (Catalano RA, 1990; da Cunha RP, 1996) y acomodación reducida[19].

En las últimas décadas se ha producido un aumento considerable en la esperanza de vida de estas personas, rondando una edad media de 59 años en Australia (Glasson EJ et al, 2002) y de 49 años en USA (Yang Q et al, 2002), según estadísticas del 2002. Se ha informado que los problemas visuales inciden negativamente en su calidad de vida (Bittles AH et al, 2007), por lo que es importante cuidar la capacidad visual del paciente con síndrome de Down.

Un aspecto particular es el manejo de la deficiencias de la acomodación en el síndrome de Down (Little JA, 2015). Woodhouse et al (1993) fueron los primeros en establecer que los niños con síndrome de Down presentan deficiencias acomodativas significativas, e investigaciones posteriores establecieron que no es una consecuencia de otros problemas visuales, como errores refractivos sin corregir o una agudeza visual pobre. Las deficiencias acomodativas son particularmente importantes para la realización de tareas cercanas. Los niños con síndrome de Down se consideran aprendices visuales (Davis AS, 2008) y la visión en un sentido clave en alcanzar logros en el desarrollo y permite el acceso a materiales educacionales y recreativos. Como la acomodación y los errores refractivos se encuentran estrechamente relacionados es conveniente resumir los errores refractivos de esta población.

Errores refractivos

Los errores refractivos son comunes en el síndrome de Down, y la evaluación refractiva longitudinal en bebés y niños pequeños informan de un fallo en la emetropización (Haugen OH et al, 2001; Cregg M et al, 2005; Al-Bagdady M et al, 2011. Son comunes las grandes magnitudes de error refractivo en el síndrome de Down, particularmente errores refractivos hipermétropes (McCullough SJ et al, 2013) y Woodhouse et al (1997) señalaron que los errores refractivos presentes en la infancia en el síndrome de Down a menudo no solo se mantienen, sino que aumentan.

Se ha informado que la prevalencia de la hipermetropía es de hasta el 55% (Ljubic A et al, 2011), según las definiciones utilizadas. El astigmatismo también es más frecuente, así Little et al (2009) informó de una tasa de astigmatismo del 41%, mayores de 0,50 DC y córneas significativamente más pronunciadas. Es un hallazgo frecuente el astigmatismo oblicuo reflejado. Una vez más, según la clasificación y la edad de los niños examinados, se informa que la prevalencia de miopía varía entre 8% y 25%, (Haugen OH et al, 2001; Ljubic A et al, 2011, Bromham NR et al, 2009), y Bromham et al (2009) señalaron una asociación entre los defectos cardíacos congénitos y la presencia de miopía. Es importante que el error de refracción se mida y controle en el síndrome de Down y se prescriba la corrección refractiva adecuada cuando sea significativo.

Función acomodativa

El trabajo inicial de Donders en la década de 1860 y de Duane (1909) demostró grandes amplitudes acomodaticias en la infancia. En consecuencia, la función acomodativa no se mide de forma rutinaria en los niños, ya que todavía existe la visión clínica tradicional de que esto no es necesario. Sin embargo, investigaciones más recientes han cuestionado la convención de que los niños siempre tienen amplias reservas de acomodación (Steiner B et al, 2004). Con el advenimiento de la tecnología electrónica portátil que aumenta la carga educativa y recreativa del trabajo cercano, podría ser cada

---

[18] Haugen OH et al, 2001; Cregg M et al, 2003; Stewart RE et al, 2005; Ljubic A et al, 2011, otros.
[19] Stewart RE et al, 2007; Woodhouse JM et al, 1993-2000; Anderson HA et al, 2011.

vez más importante evaluar la acomodación para investigar el estado visual cercano (Hunter DG, 2001; Leat SJ y Mohr A, 2007).

Deficiencia de acomodación en el síndrome de Down

La prevalencia de déficits acomodaticios en el síndrome de Down es aproximadamente del 55%-76% [20]. A menudo, para niños con Síndrome de Down, una evaluación subjetiva de la amplitud de acomodación a menudo no es apropiada, y varios grupos han establecido el uso de la retinoscopia dinámica de Nott como un medio efectivo y objetivo en la evaluación del estado de la acomodación (Woodhouse JM et al, 1996; Leat SJ y Gargon JL, 1996; McClelland JF y Saunders KJ, 2004).

Estos estudios han utilizado un criterio ligeramente diferente para categorizar los déficits acomodaticios en el síndrome de Down, que van desde 0,75 a 1,00 D de retraso, pero, sin embargo, este enfoque es atractivo, debido a la naturaleza objetiva de la prueba y la tarea relativamente sencilla de observar el objeto cercano referido por el observador. La propuesta de Woodhouse et al (1996-2000) y de Al-Bagdady et al (2009) es medir la acomodación mediante retinoscopia dinámica a tres demandas acomodaticias, 4 D, 6 D y 10 D. Otros autores han evaluado la acomodación utilizando diferentes métodos, pero todos han informado sistemáticamente una falta de adaptación en el síndrome de Down, y también que a medida que aumenta la demanda de acomodación, también aumenta el déficit de la acomodación.

Anderson HA et al (2011) utilizaron un método fotorrefractivo para evaluar la respuesta acomodativa dinámica en el síndrome de Down e informaron que solo el 13,5% de los participantes tenía una respuesta típica. También informaron mayores microfluctuaciones acomodativas en comparación con los controles.

Investigaciones posteriores han investigado asociaciones con otros aspectos de la visión, pero no ha surgido un patrón claro. Nandakumar K y Leat SJ (2010) no encontraron relación entre la falta de acomodación y la hipermetropía en el síndrome de Down, mientras que Stewart RE et al (2007) informaron una relación entre las respuestas acomodativas más pobres y los altos niveles de hipermetropía. Estos autores también informaron que aquellos con déficits acomodaticios eran más propensos a ser estrábicos, pero Haugen OH y Høvding G (2001) no pudieron demostrar esta relación en su estudio.

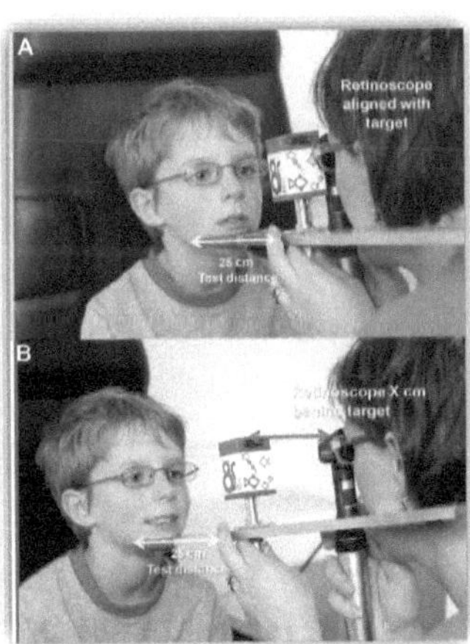

La retinoscopia dinámica de Nott utiliza el hecho de que si un individuo acomoda con precisión en

---

[20] Woodhouse JM Et al, 1996; Woodhouse JM et al, 2000; Haugen OH et al, 2001; Stewartr RE et al, 2005.

un objetivo cercano, cuando se observa el reflejo de retinoscopia que mantiene el retinoscopio al lado del objetivo, el reflejo percibido será "neutral". Si el individuo tiene un retraso en la respuesta acomodaticia, el reflejo percibido será un movimiento "con". Luego, el examinador puede alejar el retinoscopio del individuo y del objetivo hasta que se observe un reflejo neutro y esta distancia se pueda registrar para determinar cuantitativamente el retraso de la acomodación. Ocasionalmente, un individuo puede demostrar una "adelanto" de acomodación (con un movimiento "en contra" del observado), por lo que en este caso, el examinador movería el retinoscopio más cerca del ojo hasta que se observe un reflejo neutro. Para determinar con precisión el desempeño acomodativo, el individuo deberá usar su corrección refractiva completa para este procedimiento.

La retinoscopia dinámica del método de estimación monocular es una variación del método Nott en el que se emplean lentes más fuertes (o menos) para neutralizar el reflejo en lugar de mover el retinoscopio. Este método, aunque es útil, podría decirse que es más complejo de realizar en un individuo con síndrome de Down, ya que las lentes son a menudo una distracción para la atención hacia el objetivo.

McClelland y Saunders (2004) informaron las normas de acomodación para tres distancias objetivo: 25 cm (4 dioptrías (D) de demanda), 16,67 cm (6D demanda) y 10 cm (10D de demanda) para niños de entre 4 y 15 años.

Aún no está resuelto por qué los individuos con síndrome de Down no logran adaptarse a las tareas cercanas. Hay varias explicaciones para esto, incluyendo un déficit mecánico o de tipo presbópico, o un déficit sensorial.

Se sabe que los aspectos estructurales del ojo son diferentes en el síndrome de Down, con una córnea más delgada y más delgada y un cristalino más delgado. Esto podría significar que incluso con la inervación típica del músculo ciliar, la lente no cambia de forma y aumenta la potencia para proporcionar una respuesta acomodativa adecuada. Sin embargo, Watt et al (2015) utilizaron los datos derivados de la potencia de la lente de Haugen et al (2001) para calcular la reducción pronosticada de la respuesta que una lente más delgada podría producir (según el porcentaje de cambio en la potencia de la lente), y solo encontraron un pequeño valor teórico de 0.23 D de déficit en la respuesta acomodativa. Otra posibilidad es que la lente cristalina en el síndrome de Down sea más rígida, como ocurre en la presbicia, lo que podría significar que la lente no produce una respuesta a pesar de una aportación de esfuerzo. Sin embargo, esto no está respaldado por Cregg et al, (2001) que demostraron que la respuesta acomodativa no se saturó, como se encontraría en la presbicia. Además, Anderson et al (2011) señalaron un aumento de las microfluctuaciones en el síndrome de Down y sugirieron que podría indicar un cristalino más flexible.

Alternativamente, las explicaciones sensoriales del déficit podrían implicar diferencias en la relación acomodación / convergencia. El hecho de que las esotropias sean mucho más comunes en el síndrome de Down podría apoyar un mecanismo de anormalidad en el control neural entre los dos sistemas. Un trabajo reciente ha investigado simultáneamente, la adaptación y la convergencia utilizando mediciones de fotorrefracción binocular (Doyle L, et al, 2014). Éste ha demostrado que los déficits de acomodación ocurren en conjunción con movimientos oculares de vergencia precisos y apropiados, lo que confirma la teoría de una diferencia entre los mecanismos de control neural para la acomodación y la convergencia. La precisión de los movimientos oculares observados también refuta la idea de que los déficits acomodaticios son simplemente un problema de atención. Un trabajo adicional podría implicar obtener el papel de las señales de desenfoque y disparidad en las respuestas acomodativas y el examen del cristalino bajo esfuerzo acomodativo in vivo.

Los déficits de acomodación en el síndrome de Down se pueden manejar con la prescripción de corrección bifocal. Este enfoque pragmático mejora el déficit de acomodación y asegura que se optimiza la visión del cerca.

BIBLIOGRAFÍA

- Agarwal LP, Narsimhan EC, Mohan M. Rellenado experimental del cristalino. *Orient Arch. Ophthalmol.* 1967; 5:205-212.
- Aggarwala KR, Nowbotsing S, Kruger PB. Acomodación en dianas blancas y monocromáticas. *IOVS.* 1995; 36:2695-2705.
- Aggarwala KR, Kruger ES, Mathews S, et al. Ancho de banda espectral y acomodación. *J. Opt. Soc. AM.* 1995; 12(3):450-455.
- Al-Bagdady M, Murphy PJ, Woodhouse JM. Desarrollo y distribución del error refractive en niños con síndrome de Down. *BJO.* 2011; 95(8):1091-1097.
- Alarcón A, Anera RG, Del Barco LJ, et al. Diseñando modelos corneales multifocales para corregir la presbicia con ablación láser. *Biomed. Opt.* 2012; 17(1):018001.
- Anderson HA, Manny RE, Glasser A, et al. Mediciones estáticas y dinámicas de la acomodación en individuos son síndrome de Down. *IOVS.* 2011; 52(1):310-317.
- Anderson A, Stuebing KK. Amplitud de acomodación subjetiva frente a objetiva: De pre-escolar a la presbicia. *Optom. Vis. Sci.* 2014; 91(11):1290-1301.
- Atchison DA, Collins MJ, Widsoet CF. Aberraciones oculares y acomodación. En: Ophthalmic and Visual Optics. Technical Digest Series, vol 3. Washington. DC: Optical Society of America. 1992; Pp 55-58.
- Atchison DA, Collins MJ, Wildsoet CF, et al. Medición de las aberraciones oculares monocromáticas de los ojos humanos como función de la acomodación con la técnica del aberroscopio de Howland. *Vis. Res.* 1995; 35:313-323.
- Bacskulin A, Gast R, Bergmann U, Guthoff R. Imagen biomicroscópica ultrasónica de los cambios acomativos en el cuerpo ciliar prebiope. *Ophthalmologe.* 1996; 3:199-203.
- Baikoff G, Lutun E, Wei J, et al. Estudio con tomografía de coherencia óptica de la cámara anterior de la acomodación natural humana en un albino de 19 años. *J. Cat. Refract. Surgey.* 2004; 30:696-701.
- Beiko G. Estado de las lentes intraoculares acomodativas. *Curr. Opin. Ophthalmol.* 2007; 18:74-79.
- Bell R, Rankin J, Donaldson LJ; Encuesta de anomalías congénitas del grupo Steering Norte. Síndrome de Down: Presencia y resultados en el norte de Inglaterra, 1985–1999. *Paediatr Perinat Epidemiol.* 2003; 17(1):33-39.
- Bennett RB. El ojo esquemático. En: Rabbetts, RB. Editor. Bennett & Rabbett´s Clinical Visual Optics. Oxford. Boston: Butterworth-Heinemann. 1998.
- Ben Nun J, Alió JL. Viabilidad y desarrollo de una lente intraocular real de alta potencia. *J. Cataract Refract. Surg.* 2005; 31:1802-1808.
- Ben Nun J. La lente intraocular acomodativo NuLens. *Ophthalmol. Clin. North. Am.* 2006; 19:129-134.
- Berny F. Estudio de la formación de imágenes retinianas y determinación de la aberración esférica del ojo humano (francés). *Vision Res.* 1969; 9:977-990.
- Bhosale P, Serban B, Zhao da Y, et al. Identificación y transformaciones metabólicas de los carotenoides en los tejidos oculares de la codorniz japonesa Coturnix japonica. *Biochemistry.* 2007; 46:9050-9057.
- Bittles AH, Bower C, Hussain R, et al. Las cuatro edades del síndrome de Down. *Eur. J. Public Health.* 2007; 17(2):221-225.
- Blum M, Kunert K, Nolte S, et al. Tratamiento de la presbicia utilizando el láser de femtosegundo (francés). *Ophthalmologe.* 103:1014-1019.
- Bolz M, Prinz A, Drexler W, et al. Relación lineal de los cambios cristalinianos refractivos y biométricos durante la acomodación en ojos normales y miopes. *Br. J. Ophthalmol.* 2007; 91:360-365.
- Borja D, Manns F, Ho A, Ziebarth N, et al. Potencia óptica del cristalino aislado humano. *IOVS.* 2008; 49:2541-2548.
- Borja D, Manns F, Ho A, et al. Potencia refractiva y propiedades biométricas de los cristalinos aislados de primates ni humanos. *IOVS.* 2010; 51:2118-2125.
- Borja D, Siedlecki D, de Castro A, et al. Distorsiones de la superficie posterior en imágenes de tomografía de coherencia óptica de cristalinos aislados: Efecto del índice del gradiente cristaliniano. *Biomedical Optics Express.* 2010; 1:1331-1340.
- Bromham NR, Woodhouse JM, Cregg M, et al. Defectos cardíacos y anomalías oculares en niños con síndrome de Brown. *BJO.* 2002; 86(12):1367-1368.
- Brookman RE. Acomodación ocular en infantes humanos. *Am. J. Optom. Physiol. Opt.* 1983; 60(2):91-9
- Buheren T, Collins MJ, Carney L. Aberraciones corneales y lectura. *Optometry and Vis. Sci.* 2003; 80:159-166.
- Buehren T, Collins MJ, Loughridge J, et al. Topografía corneal y acomodación. *Cornea.* 2003; 22:311-316.
- Burian HM, Allen L. Cambios mecánicos durante la acomodación observado por gonioscopia. *AMA Arch. Ophthalmol.* 1955; 54(1):66-72.
- Campbell FW. La cantidad mínima de luz requerida para producir el reflejo de acomodación en el hombre. *J. Physiol* 1954; 128(1):357-66.
- . Catalano RA. Síndrome de Down. *Surv. Ophthalmol.* 1990; 34(5):385-398.
- Coleman DJ. Modelo unificado para el mecanismo de la acomodación. *Am. J. Ophthalmol.* 1970; 69:1063-79.
- Coleman DJ. Sobre la teoría de la suspensión hidrolítica de la acomodación. *Trans Am. Ophthalmol. Soc.* 1986; 84:846-868.
- Coleman DJ, Fish SK. Presbicia, acomodación y la catenaria madura. *Ophthalmology.* 2001; 108:1544-1551.

- Collins MJ, Wildsoet CF, Atchison DA. Aberraciones monocromáticas y miopía. *Vision Res*. 1995; 35(9):1157-1163.
- Collins MJ, Buehren T, Bece A, et al. Ópticas corneales después del trabajo de lectura, micoscopía y de computadoras. *Acta Ophthalmol. Scan*. 2006, 84:216-224.
- Cramer A. (1851). Tijdschrift der maatschappij vor geneeskunde. *Nederlandisch Lancet*. 1851; 1:529–541.
- Crane HD, Steele CM. Accurate 3-dimensional eye tracker. *Applied Optics*. 1978; 17:691–705.
- Cregg M, Woodhouse JM, Pakeman VH, et al. Acomodación y error refractivo en niños con síndrome de Down: Estudio seccional-cruzado y longitudinal. *IOVS*. 2001; 42(1):55-.63.
- Cregg M, Woodhouse JM, Stewart RE, et al. Desarrollo del error refractivo y estrabismo en niños con síndrome de Down. *IOVS*. 2003; 44(3):1023-1030.
- Croft MA, Glasser A, Heatley G, et al. El cuerpo ciliar acomodativo y la función del cristalino en monos Rhesus. I. Cristalino normal, zonula y configuración del proceso ciliar en los ojos iridectomizados. *IOVS*. 2006; 47:1076-1086.
- Charman WN, Tucker J. Dependencia de la respuesta acomodativo al espectro de frecuencia especial del objeto observado. *Vis. Res*. 1977; 17(1):129-139.
- Chen L, Kruger PB, Hofer H, et al. La acomodación con aberraciones cromáticas de orden superior corregida con óptica adaptativa. *J. Opt. Soc. Am*. 2006; 23(1):1-8.
- Cheng H, Barnett JK, Vilupuru AS, et al. Estudio poblacional de los cambios en las aberraciones de frente de onda con la acomodación. *J. Vis*. 2004; 4(4):3, 272-280.
- da Cunha RP, Moreira JB. Hallazgos oculares en el síndrome de Down. *AJO*. 1996; 122(2):236-244.
- Davis AS. Niños con síndrome de Down: Implicaciones para la evaluación en intervención en la escuela. *Sch. Psychol. Q*. 2008; 23(2):271-281.
- Dellaporta A (Carta al director). Aplicación laser y parálisis de la acomodación. *Arch. Ophthalmol*. 1980; 98:1133-34.
- Descartes R. Tratado del hombre (francés). Paris. 1677
- Deubel H, Bridgeman B. Las señales de la cuarta imagen de Purkinje revelan desviaciones de la lente ocular y distorsiones de la imagen retiniana durante los sacádicos. *Vision Research*. 1995; 35:529–538.
- Dick HB, Dell S. Lentes intraoculares acomodativas de óptica única. *Ophthalmol. Clin. North Am* . 2006; 19:107-124.
- Doane JF, Jackson RT. Lentes intraoculares acomodativas: Consideraciones de uso, diseño y función. *Curr. Opin. Ophthalmol*. 2007; 18:318-324.
- Donders. Anomalías de la acomodación y refracción del ojo. Londres. *New Syndenham Soc*. 1864; 204-214.
- Duane A. Valores normales de la acomodación en todas las edades. *JAMA*. 1912; 59(12):1010-1013.
- Duane A. Anomalías de la acomodación, cosideradas clínicamente. *Arch. Ophthalmol*. 1916; 45:124-136.
- Duane A. Acomodación subnormal. *Arch. Ophthalmol*. 1925; 54:566-587.
- Dubbelman M, Van der Heijde GL. The shape of the aging human lens: Curvature, equivalent refractive index and the lens paradox. *Vision Research*. 2001; 41:1867–1877.
- Dubbelman M, Van der Heijde GL, Weeber HA. Cambio en la forma del cristalino humano envejecido en la acomodación. *Vision Research*. 2005; 45:117-132.
- Elliott SL, Hardy JL, Webster MA, et al. Envejecimiento y adaptación a la borrosidad. *J. Vis*. 2007; 7(6):8.
- Fernández EJ, Artal P. Study on the effects of monochromatic aberrations in the accommodation response by using adaptative optics. *J. Opt. Soc. Am*. 2005; 22(9):1732-38.
- Fincham EF. An experiment on the influence of tension upon the form of the crystalline lens. Trans. Ophthalmol. Soc. UK. 1936; 56:138-147.
- Fincham EF. El mecanismo de la acomodación. *Br. J. Ophthalmol. Suppl*. 1937; 8:5-80.
- Fincham EF. Reflejo de la acomodación y sus estímulos. *Br. J. Ophthalmol*. 1951; 35(7):381-93.
- Fincham EF. Factores controladores de la acomodación ocular. *Br. Med. Boll*. 1953; 9(1):18-21.
- Fincham EF. La proporción de la fuerza del músculo ciliar requerida para la acomodación. *J. Physiol*. 1955; 128(1):99-112.
- Findl O. Movimientos de la LIO inducido por la contracción del músculo ciliar. En: Guthoff, R, Ludwig, K, editores. Current Aspects of Human Accommodation. Heidelberg, Alemania: Kaden Verlag. 2001.
- Fisher RF. El significado de la forma del cristalino y cambios en la energía capsular en la acomodación. *J. Physiol*. 1969; 201(1):21-47.
- Fisher RF, Pettel BE. Crecimiento postnatal de la cápsula del cristalino humano. *J. Anat*. 1972, 112 (2):207-14.
- Fisher RF. (1973). Proceedings: Some experimental studies of human accommodation and presbyopia. Proc. R. Soc. Med. 66(10):1037.
- Fisher RF. La fuerza de contracción del músculo ciliar humano durante la acomodación. *J. Physiol*. 1977; 270(1):51-74.
- Fisher RF (1983). Correspondence. Is the vitreous necesary for accommodation in man? *Br. J. Ophtahmol*. 67:206-7.
- Grambra E, Sawides L, Dorronsoro C, et al. (2007). In: Dainty, C., Development, calibration and performance of an electromagnetic mirror based adaptive optics system for visual optics; Proceedings of the Sixth International Workshop on Adaptative Optics for industry and medicine. p. 322-328.
- Gambra E, Sawides L, Dorronsoro C, et al. (2009). Accommodative lag and fluctuations when optical aberrations are manipulated. J. Vis. 9(6):1-15.
- Gambra E, Wang Y, Yuan J, et al. Acomodación dinámica con dianas simulando borrosidad con aberraciones de orden mayor. *NIH*. 2010; 50(19):1922-27.
- García Lázaro S, Ferrer Blasco T, Radhakrishnan H, et al. Visual function through 4 contact lens-bases pinhole systems for presbyopia. Cataract Refract. Surg. Marz 16 (Epub ahead of print). 2012.

- Garner LF, Brown B, Baker R, et al. Efecto del hidroclorato de fenilefrina sobre la posición de descanso de la acomodación. *IOVS*. 1983; 24(4):393-5.
- Gegenfurtner KR, Sharpe LT (Eds). Visión del color: Desde los genes a la percepción. New Yok. Cambridge University Press. 1999.
- Gilmartin B, Hogan RE, Thompson SM. The effect of Timolol Maleate on tonic accommodation, tonic vergence, and pupil diameter. *Invest. Ophthalmol. Vis. Sci.* 1984; 25(6):763-70.
- Gindi J, Wan WL, Schanzlin D. Cirugía endocapsular de la catarata. I. Surgical technique. *Cataract.* 1985; 2:6-10.
- Glasser A, Troilo D, Howland HC. El mecanismo de la acomodación corneal en pollos. *Vis. Res.* 1994; 34:1549-1566.
-Glasser A, Campbell MCW. Presbicia y cambios ópticos en el cristalino humano con la edad. *Vision Res.* 1998; 38:209-229.
- Glasser A, Campbell MCW. Biometric, optical and physical changes in the isolated human crystalline lens with age in relation to presbyopia. Vis Res. 1999; 39:1991-2015.
- Glaser A, Kaufman PL. El mecanismo de la acomodación en primates. *Ophthalmology.* 1999; 106:863-872.
- Glasser A, Wendt M, Ostrin L. Cambios acomodativos en el diámetro del cristalino en monos rhesus. *Invest. Ophthalmol. Vis. Sci.* 2006; 47:278-286.
- Glasson EJ, Sullivan SG, Hussain R, et al. Perfil del cambio de supervivencia de personas con síndrome de Down: Implicaciones para el consejo genético. *Clin. Genet.* 2002; 62(5):390-393.
- Graef K, Schaeffel F. Control de la acomodación por las aberraciones cromática longitudinales y conos azules. *J. Vis.* 2002; 12(1):14,1-12.
- Grzbowski A, Achachar R, Gaca-Wysocka M, et al. Amplitud acomodativa máxima estimulada farmacológicamente en el hombre medida objetivamente. *Clin. Ophthalmol.* 2018; 12:201-205.
- Gullstrand, A. (1962) Mecanismo de la acomodación. En: Helmholtz von, HH., editor. Handbuch der physiologischen optik. Dover; New York: 1909. p. 383-415.Appendix IV Helmholtz's treatise in physiological optics, J. P. C. Southall, Trans.Original work.
- Gullstrand A. Introducción a Métodos de Dioptríca del Ojo humano. Leipzig: 1911.
- Gullstrand A. (1911). How I founf the mechanismo of intracapsular accommodation. Nobel Lectura 11 de Diciembre. En Nobel lectures in physiology medicine, 1901-1921. (1967) (pp. 414-431). Amsterdam: Elsevier Publishing Company.
- Gwiazda J, Thorn F, Bauer J, et al. Niños miopes muestran respuesta acomodativo insuficiente a la borrosidad. *Invest. Oph. Vis. Sci.* 1993; 34:690-94.
- Haefliger E, Parel JM, Fantes F, et al. Acomodación de una lente de silicona endocapsular (Phaco-Ersatz) en primates no humanos. *Ophthalmology.* 1987; 94:471-477.
- Haefliger E, Parel JM.Acomodación de una lente de silicona endocapsular (Phaco-Ersatz) en el mono rhesus añoso. *J. Refract Corneal Surg.* 1994; 10:550-555.
- Hamilton DR, Davidorf JM, Maloney RK. Esclerotomía ciliar anterior para el tratamiento de la presbicia: Estudio controlado prospectivo. *Ophthalmology.* 2002; 108:2165-2171.
- Handerson HA, Hentz G, Glasser A, et al. La amplitud acomodativa estimulada por lentes de potencia decreciente disminuye sigmoidalmente con la edad. Estudio de amplitudes acomodativas medidas objetivamente a partir de los 3 años. *IOVS.* 2008; 49(7):2919-2926.
- Haugen OH, Høvding G, Lundström I. Desarrollo refractivo en niños con síndrome de Down: Estudio longitudinal basado en la población. *BJO.* 2001; 85(6):714-719.
- Haugen OH, Høvding G. Estrabismo y función binocular en niños con síndrome de Down. Estudio longitudinal, basado en la población. *Acta Ophthalmol. Scand.* 2001; 79(2):133-139.
- He JC, Burns SA, Marcos S. Aberraciones monocromáticas en el ojo humano acomodado. *Vis. Res.* 2000; 40:41-48.
- He JC, Gwiazda J, Thorn F, et al. (2003). Change in corneal shape and corneal wave-front aberrations with accommodation. J. Vis. 3:456-463.
- He L, Donnelly WJ, Stevenson SB, et al. La inestabilidad lenticular sacádica aumenta con el estímulo acomodativo en prebíope. *J. Vis.* 2010; 10(4).14,1-16.
- Hernigs M. Etimologice Optimices. Hiland C, tras. Filadelfia, PA:Festonea Publicist Company. 1900.
- Hernigs M. El mecanismo de la acomodación (francés). *Anales d'oculista.* 1904; 131:168-79.
- Hess C. (1912). Gesichtssinn: Akkommodation. In: Winterstein, H., editor. Handbuch der Vergleichenden Physiologie. Jena: Gustav Fisher.
- Hey KR, Cram SL, Truscott RJ. (2004). Massive increase in the stiffness of the human lens nucleus with age: tha basis for presbyopia?. Mol. Vis. 10:956-963.
- Hofstetter HW. (1942). Factors invilved in low amplitude cases. *Am. J. Optom. Physiol. Opt.* 19:279-289.
- Howland B, Howland HC. (1976). Subjective measurement of high-order aberrations of the eye. *Science.* 193(4253):580-582.
- Howland HC, Howland B. Método subjetivo para la medición de las aberraciones monocromáticas del ojo. *J. Opt. Soc. Am.* 1977; 67(11):1508-1518.
- Howland HC, Buettner J. Computing high order wave aberration coefficients from variations of best focus for small artificial pupils. *Vision Res.* 1989; 29(8):979-983.
- Howlett M, McFadden S. Gafas de compensación en el conejo de Guinea. *Vision Res.* 2009; 49:219-227.
- Hung LF, Wallman J, Smith E. Cambios dependientes de la visión en el grosor coroidal de monos Macacos. *IOVS.* 2000; 41:1259-69.
- Hunter DG. Retinoscopia dinámica: Datos perdidos. *Surv. Ophthalmol.* 2001; 46(3):269-274.

- Ivanoff A. (1947). On the influence of accommodation on spherical aberration in the human eye, an attempt to interpret night myopia. J. Opt. Soc. Am. 37:730-731.
- Ivanoff A. (1956). About the spherical aberration of the eye. J. Opt. Soc. Am. 46(10):901-3.
- Iwamoto T, Hosoda K, Hirano R, et al. Inhibition of low-density lipoprotein oxidation by astaxanthin. J. Atheroscler. Throm. 7:216-222.
- Jampel RS (1959). Representation of the near-response on the cerebral cortex of macaque. Am. J. Ophthalmol. 48:573-82.
- Jampel RS, Mindel J. (1967). The nucleus for accommodation in the midbrain of the macaque. Invest. Ophthalmol. Vis. Sci. 6:40-50.
- Jenkins TCA. (1963). Aberrations of the eye and their effects on vision. Br. J. Physiol Opt. 20:59-91 y 161-201.
- Kabe S. (1967). Investigación suplementaria en los cambios causados por la acomodación en los elementos refractivos del ojo. I. Mejora del facómetro infrarrojo. (artículo en japonés). Nihon Ganka Gakkai Zasshi. 71(11):1983-8.
- Kajikawa J. (1923). Beiträge zur Anatomie und Physiologie des Vogelauges. Albrecht von Graefes Arch Ophthalmol. 112:260-346.
- Kajita M, Tsukahara H, Kato M. (2009). The effects of a dietary supplement containing astaxanthin on the accommodation function of the eye in middle-aged and older people. Med. Consult New Remedies. 46:89-93.
- Kasthurirangan S, Markwell EL, Atchison DA, Pope JM. (2008).In vivo study of changes in refractive index distribution in the human crystalline lens with age and accommodation. Investigative Ophthalmology & Visual Science. 49:2531–2540.
- Kasthurirangan S, Markwell EL, Atchison DA, et al. (2011). MRI study of the changes in crystalline lens shape with accommodation and aging in humans. J. Vision 11(3):19, 1-16.
- Kaufman PL. (1990). Parasympathetic denervation of the cicliary muscle following retinal photocoagulation. Tr. Am. Ophth. Soc. 86:513-53.
- Kee CS, Marzan D, Wallman J. (2001) Differences in time course and visual requirement of ocular responses to lenses and diffusers. Invest. Ophthalmol. Vis. Sci. 42:575-583.
- Kessler J. (1964). Experimental in refilling the lens. Arch. Ophthalmol. 71:412-417.
- Kessler J. (1966). Refilling the rabbit lens. Further experiments. Arch. Ophthalmol. 76:596-598.
- Kistler A, Liechti H, Pichard L, et al. (2002). Metabolism and CYP-inducer properties of astazanthin in man and primary human hepatocytes. Arch. Toxicol. 75:665-675.
- Koomen M, Tousy R, Scolnik R. (1949). The spherical aberration of the eye. J. Opt. Soc. Am. 39(5):370-376.
- Koopmans SA, Terwee T, Barkhof J, et al. (2003). Polymer refilling of prebiopic human lenses in vitro restores the ability to undergo accommodative changes. Invest. Ophthalmol. Vis. Sci. 44:250-57.
- Koopmans SA, Terwee T, Glasser A, et al. (2006). Accommodative lens refilling in rhesus monkeys. Invest. Ophthalmol. Vis. Sci. 47:2976-2984.
- Kotulak JC, Morse SE, Billock VA. (1995). Red-green opponent channel mediation of control of human ocular accommodation. J. Physiol. (London). 482:697-703.
- Kroger RM, Binder S. (2000). Use of paper selectively absorbing long wavelengths to reduce the impact of educational near work on human refractive development. *Br. J. Ophthalmol.* 84:890-93.
- Krueger RR, Sun XK, Stroh J, et al. (2001). Experimental increase in accommodative potential after neodymium: yttrium-aluminium-garnet laser photodisruption of paired cadaver lenses. *Ophthalmology.* 108:2122-2129.
- Krueger RR, Kuszak J, Lubatschowski H, et al. (2005). First safety study of femtosecond laser photodisruption in animal lenses: Tissue morphology and caractogenesis. *J. Cataract Refract. Surg.* 31:2386-2394.
- Kruger PB, Pola J. (1986). Stimuli for accommodation: blur, Chromatic aberration and size. *Vis. Res.* 26(6):957-971.
- Kruger PB, Mathews S, Aggarwala KR, Sánchez N. (1993). Chromatic aberration and ocular focus: Fincham revisited. *Vis. Res.* 33(10):1397-1441.
- Kruger PB, Nowbotsing S, Aggarwala KR, et al. (1995). Small amounts of chromatic aberration influence dynamic accommodation. Opt. Vis. Sci. 72(17):656-666.
- Kruger PB, Aggarwala KR, Bean S, et al. Accommodation to stationary and moving targets. Opt. Vis. Sci. 1997; 74(7):505-510.
- Langenbeck K. (1849). Opthal. Gottingen.
- Langenbucher A, Huber S, Nguyen NX, et al. Puntos cardinales y magnificación imagen-objeto con el implante de lente acomodativas (ICU). *Ophthalmic. Physiol. Opt.* 2003; 23:61-70.
- Langenbucher A, Seitz B, Huber S, et al. Theoretical and measured pseudophakic accommodation after implantation of a new accommodative posterior chamber intraocular lens. Arch. Ophthalmol. 2004; 121:1722-1727.
- Leat SJ, Gargon JL. Respuesta acomodativo en niños y adultos jóvenes utilizando retinoscopia dinámica. *Ophthalmic. Physiol. Opt.* 1996; 16(5):375-384.
- Leat SJ, Mohr A. Respuesta acomodativo en pre-présbitas con dificultad visual y sus implicaciones clínicas. *IOVS.* 2007; 48(8):3888-3896.
- Lee JH, Stark LR, Cohen S, et al. Acomodación para estímulos cromáticos estáticos de imágenes retinianas borrosas. *Oph. Physiol. Optics.* 1999; 19(3):223-235.
- León A, Estrada JM, Rosenfield M. Edad y amplitud de la acomodación medida utilizando retinoscopia dinámica. *Ophthalmic. Physiol. Opt.* 2016; 36(1):5-12.
- Lerner BC, Lakhanpal V, Schocket SS. Miopía transitoria y paresia acomodativo siguiendo a crioterapia retiniana y fotocoagulación panrretiniana. *Am. J. Ophthalmol.* 1984; 97:704-8.

- Levy B, Sivak JG. Mecanismo de acomodación en el ojo de las aves. *J. Comp. Physiol.* 1980; 137:267-272.
- Lifshitz T, Yassur Y. Debilidad de la acomodación y midriasis siguiendo el tratamiento láser en la retina periférica. *Ophthalmologica.* 1988; 197:650-68.
- Listing. (1853). Wagner's Handworterbuch d. Physiiologie. Vol 4. Braunschweig 498.
- Lit A. Effect of target velocity in a frontal plane on binocular spatial localization at photopic retinal illuminance levels. JOSA. 1960; 50:970-3.
- Lit A. Efectos de la iluminación en la discriminación de profundidad. The Optometric Weekly. 1968; 59:42-6.
- Little JA, Woodhouse JM, Lauritzen JS, et al. Impacto de los factores ópticos sobre la agudeza de la resolución en niños con síndrome de Down. *Invest. Ophthalmol. Vis. Sci.* 2007; 48(9):3995-4001.
- Little JA, Woodhouse JM, Saunders KJ. Potencia corneal y astigmatismo en el síndrome de Down. *Optom. Vis. Sci.* 2009; 86(6):748–754.
- Little JA. Deficiencia de acomodación en niños con síndrome de Down: Consideraciones prácticas para el optometrista. *Clin. Optom.* 2015; 7:81-89.
- Liza-Sharmini AT, Azlan ZN, Zilfalil BA. Hallazgos oculares en niños malayos con síndrome de Down. *Singapore Med. J.* 2006; 47(1):14-19.
- Ljubic A, Trajkovski V, Stankovic B. Estrabismo, errores refractivos y nistagmo en niños y jóvenes adultos con síndrome de Down. *Ophthalmic. Genet.* 2011; 32(4):204-211
- Lobe. (1742). Dissertatio de ocula humano. Vol 19.
- Lobes LA Jr, Bourgon P. Anomalías pupilares inducidas por pan-fotocoagulación con láser de argón. *Ophthalmology.* 1985; 92:234-236.
- López Gil N, Fernández Sánchez V, Legras R, et al. Accommodation-related changes in monochromatic aberrations of the human eye as a function of age. *IOVS.* 2008; 49(4):1736-1743.
- Lu C, Munger R, Campbell MCW. (1993). Monochromatic aberrations in accommodated eyes. In: Ophthalmic and Visual Optics. Noninvasive Assessment of the Visual System. Technical Digest Series, vol 3. Washington, DC: Optical Society of America. Pp 160-163.
- Maddock RJ, Millodot M, Leat S, et al. Respuestas acomodativas y errores refractivos. *IOVS.* 1981; 52(3):1809-16.
- Marcos S, Sawides L, Gambra E, et al. Influence of adaptative optics ocular aberration correction on visual acuity at different luminances and contrast polarities. *J. Vis.* 2008; 8(13):1-12.
- Marchini G, Pedrotti E, Sartori P, Tosi R. (2004). Ultrasound biomicroscopic changes during accommodation in eyes with accommodating intraocular lenses: pilot study and hypothesis for the mechanism of accommodation. *J. Cataract Refract. Surg.* 30:2476-2482.
- Marg E, Morgan MW Jr. (1949). The pupillary near reflex. The relation of pupillary diameter to accommodation and the various components of convergence. Am. J. Optom 26:183-224.
- Marg E, Morgan MW Jr. (1950). Further investigation of the pupillary near reflex: The effect of accommodation, fusional convergence and the proximity factor on pupillary diameter. Am. J. Optom. 27:217-225.
- Martin H, Guthoff R, Terwee T, et al. (2005). Comparison of the accommodation theories of Coleman and of Helmholtz by finite element simulations. Vision Res. 45:2910-2915.
- Mathews S. (1999). Scleral expansion surgery does not restore accommodation in human presbyopia. Ophthalmology. 106:873-877.
- McClelland JF, Saunders KJ. Retraso acomodativo con retinoscopia dinámica: normas de edad para niños en edad escolar. *Optom Vis Sci.* 2004; 81(12):929-933
- McCullough SJ, Little JA, Saunders KJ. Aberraciones de orden superior en niños con síndrome de Down. IOVS. 2013; 54(2):1527-1535.
- McLeod SD, Portney V, Ting A. (2003). A dual optic accommodating foldable intraocular lens. Br. J. Ophthalmol. 87:1083-85.
- McLeod SD. (2006). Optical principles, biome-chanics, and initial clinical performance of a dual-optic accommodating intraocular lens (an American Ophthalmological Society thesis). Trans. Am. Ophthalmol. Soc. 104:437-452.
- McLeod SD, Vargas LG, Portney V, et al. (2007). Synchrony dual-optic accommodating intraocular lens. Part I: Optical and biomechanical principles and design consideration. J. Cataract Refract. Surg. 33:37-46.
- McNultry HP, Byun J, Lockwood SF, et al. (2007). Differential effects of carotenoids on lipid peroxidation due to membrane interactions. X-ray diffraction analysis. Biochim Biophys Acta. 1768:167-174.
- Menapace R, Findl O, Kriechbaum K, et al. (2007). Accommodating intraocular lenses: a critical review of present and future concepts. Graefes Arch. Clin. Exp. Ophthalmol. 245:473-489.
- Menchini U, Davi G, Leoni G, et al. (1988). Complications of argon laser retinal buckling performed in myopic subjects presenting rhegmatogenous degenerations. Ophthalmologica. 196:11-14.
- Mom Williams M, Tresilian JR, Strang NC, et al. (1998). Improving vision: neural compensation for optical defocus. Proc. Biol. Sci. 265:71-78.
- Moss SE, Klein RK, Klein BEK. (1987). Accommodative ability in younger-onset diabetes. Arch. Ophthalmol. 105:508-512.
- Mutti DO, Enlow NL, Mitchell GL. (2001). Accommodation and induced with-the-rule astigmatism in emmetropes. Opt. Vis. Sci. 78:6-7.
- Mutti DO, Mitchell GL, Hayes JR, et al. (2006). Accommodation lag before and after the onset of myopia. Invest. Oph. Vis. Sci. 47:837-46.
- Myers ir, Krueger RR. (1998). Novel approaches to correction of prebyopia with laser modification of the crystalline

lens. J. Refract. Surg. 14:136-139.

- Nagaki Y, Hayasaka S, Yamada T, et al. (2002). Effects of astaxanthin on accommodation, critical flicker fusion, and pattern visual evoked potential in visual display terminal. Workers. J. Tradir. Med. 19:170-173.

- Nandakumar K, Leat SJ. Bifocales en niños con síndrome de Down (biDS) –agudeza visual, acomodación y habilidades de alfabetización temprana. *Acta Ophthalmol.* 2010; 88(6):e196-e204.

- Nawa Y, Ueda T, Nakatsuka M, et al. (2003). Accommodation obtained per 1.o mm forward movement of a posterior chamber intraocular lens. J. Cataract Refract. Surg. 29:2069-2072.

- Nickla D. (2007). Transient increases in choroidal thickness are consistently associated with brief daily visual stimuli that inhibit ocular growth in chickens. Exp. Eye Res. 84:951-959.

- Ninomiya S, Fujikado T, Kuroda T, et al. (2002). Changes in ocular aberrations with accommodation. Am. J. Ophthalmol. 134(6):924-926.

- Nishi O, Hara T, Hayashi F, et al. (1989). Further development of experimental techniques for refilling the lens of animal eyes with a ballon. J. Cataract Refract. Surg. 15:584-588.

- Nishi O, Hara T, Sakka Y, et al. Llenando el cristalino con un balón endocapsular inflable: Procedimiento quirúrgico en ojos animales. *Graefes Arch. Clin. Exp. Ophthalmol.* 1992; 230:47-55.

- Nishi O, Nakai Y, Yamada Y, et al. Amplitud de la acomodación en cristalinos rellenos de primates con dos tipos de balones endocapsulares inflables. *Arch. Ophthalmol.* 1993; 111:1677-1684.

- Nishi O, Nishi K, Mano C, et al. Controlando la forma capsular en cristalinos rellenos. *Arch. Ophthalmol.* 1997; 115:507-510.

- Nishi O, Nishi K, Mano C, et al. (1998). Lens refilling with injectable silicone in rabbit eyes. *J. Cataract Refract. Surg.* 24:975-982.

- Nishi O, Nishi K. (1998). Accommodation amplitude after lens refilling with injectable silicone by sealing the capsule with a plug in primates. *Arch. Ophthalmol.* 116:1358-1361.

- Nishi O. (2003). Restoration of accommodating by refilling the lens capsule after endocapsular phacoemulsification. In.: Guthoff R,; Ludwing, K., editors. Current Aspects of Human Accommodation II. Heidel berg. Kaden Verlag.

- Norrby S, Koopmans S, Terwee T. (2006). Artificial crystalline lens. Ophthalmol Clin. North Am. 19:143-146.

- Ossma IL, Galvis A, Vargas LG, et al. Synchrony dual-optic accommodating intraocular lens. Part 2: Pilot clinical evaluation. *J. Cataract Refract. Surg.* 2007; 33:47-52.

- Ostrin LA, Kasthurirangan S, Glasser A. Evaluation of a satisfied bilateral scleral expansion band patient. *J. Cataract Refract. Surg.* 2004; 30:1445-1453.

- Ostrin L, Kasthuriranga S, Win Hall D, et al. Mediciones simultáneas de la refracción y de la biometría con scan-A durante la acomodación en humanos. Optom. Vis. Sci. 2006; 83:657-665.

- Ostrin LA, Glasser A. (2007). Edinger-Westphal and pharmacologically stimulated accommodative refractive changes and lens and ciliary process movements in thesus monkeys. Exp. Eye Res. 84:302-313.

- Pardue MT, Sivak JG. Cambios relacionados con la edad en el músculo ciliar humano. *Optometry and Vision Science.* 2000; 77(4):204-210.

- Parel JM, Gelender H, Trefers WF, et al. (1986). Phaco-Ersatz: cataract surgery designed to preserve accommodation. *Graefes Arch. Clin. Exp. Ophthalmol.* 1986; 224:165-173.

- Park KA, Yun JH, Kee C. (2008). The effect of cataract extraction on the contractility of ciliary muscle. Am. J. Ophthalmol. 146(1):8-14.

- Pascal J. (1952). Book. Studies in visual optics. Cap 6, pgs 93-95. C.V. Mosby St. Louise.

- Patnaik B. (1967). A photographic study of accommodative mechanism: Changes in the lens nucleus during accommodation. Invest Ophthalmology. 6(6):601-609.

- Polat U, Schor C, Tong JL, et al. (2012) Training the brain to overcome the effect of aging on the human eye. Sci. Report 2:278.

- Poyer JF, Kaufman PL, Flugel C. Age does not effect contractile of the isolated rhesus monkeys ciliary muscle to muscarinic agonist. *Curr. Eye. Res.* 1993; 12:413-422.

- Pruett BC. (carta al director). (1979). Internal ophthalmoplegia after panretinal therapy. Arch. Ophthalmol. 97:2212.

- Qazi MA, Pepose JS, Shuster JJ. (2002). Implantation of scleral expansion band segments for the treatment of presbyopia. Am. J. Ophthalmol. 134:808-815.

- Radhakrishnan H, Charman WN. (2007). Changes in astigmatism with accommodation. Oph. Physiol. Opt. 27:264-271.

- Rana A, Miller D, Magnante P. (2003). Understanding the accommodating intraocular lens. J. Cataract Refract. Surg. 29:2284-2287.

- Richards OW. (1976). Instrument myopia—microscopy. *Am. J. Optom. Physiol. Opt.* 53(10):658-63.

- Rogell GD. (1979). Internal ophthalmoplegia after argon laser panretinal photocoagulation. *Arch. Ophthalmol.* 97:904-905.

- Rogell GD. Hipoestesia corneal y retinopatía en la diabetes mellitus. *Ophthalmology.* 1980; 87:229-233.

- Roorda A, Glasser A. (2004). Wave aberrations of the isolated crystalline lens. *J. Vis.* 4:250-261.

- Ruan I, Che I, Sen M, et al (2012). Repatead Excrementas of the Anterior Segmenta Durina Accommodation Usier Gong Can Depute Optimar Coherence Tomografia. Ye Contact Lena. Pendiente de publicación.

- Rucker FJ, Kruger PB (2004). Accommodation responses to stimuli in cone contrast space. *Vis Res.* 44:2931-44.

- Rucker FJ, Kruger PB (2004). The role of short-wavelength sensitive cones chromatic aberration in the response to stationary and step accommodation stimuli. *Vis. Res.* 44:197-208.

- Salzmann N. Anatomía y biología del globo ocular humano en el Estado Normal. Chicago: Chicago of Chicago Press.

1912.

- Schachar RA. Causa y tratamiento de la presbicia con un método para aumentar la amplitud de la acomodación. *Ann. Ophthalmol.* 1992; 24:445-452.

- Schachar RA. Patofisiología de la acomodación y de la presbicia: Comprendiendo las implicaciones clínicas. *J. Fla. Med. Assoc.* 1994; 81:268-271.

- Schachar RA. (1994). Zonular function: a new hypothesis with clinical implications. *Ann Ophthalmol.* Mar-Apr 26(2):36-8.

-Schachar RA, Black TD, Kash RL, et al. (1995). The mechanism of accommodation and presbyopia in the primate. Ann. Ophthalmol. 27:58-67.

- Schachar RA, Anderson DA. (1995). The mechanism of ciliary muscle function. *Ann Ophthalmol.* 27:126-32

- Schachar RA, Tello C, Cudmore DP, et al. (1996). In vivo increase of the human lens equatorial diameter during accommodation. Am. J. Physiol. 271:R670-R676.

- Schachar RA. (1996) Histology of the ciliary muscle-zonular connections. *Ann Ophthalmol.* 28:70-9.

- Schachar RA. (1999). Is Helmholtz's theory of accommodation correct? *Ann Ophthalmol.* 31:10-17.

- Schachar RA. Mecanismo de la acomodación y prebicia. *Int Ophthalmol Clin.* 2006; 46(3):39-61.

- Schachar R. Presbicia. Causa y tratamiento. Medscape reference. 2010; E1219573.

- Schachar RA, Chan RW, Fu M. Propiedades viscoelásticas de cristalinos humanos frescos menores de 40 años de edad: implicaciones para la etiología de la presbicia. *Br. J. Ophthalmol.* 2011, 95(7):1010-3.

- Schaffer WD, Weale RA. La influencia de la edad y de la iluminación retiniana sobre el reflejo pupilar al cerca. *Vis. Res.* 1970; 10:179-191.

- Scheiner. Oculus. Innsbruck. 1619.

- Schiodte SN. Effects of choroidal nerves after panretinal xenon arc and argon laser photocoagulation. Acta *Ophthalmol.* 1984; 62:244-255.

- Seideman A, Schaeffel F. Efectos de la aberración cromática longitudinal sobre la acomodación y emetropización. *Vis. Res.* 2002; 42:2409-2417.

- Seidemann A, Schaeffel F. An evaluation of the lag of accommodation using photorefraction. *Vis. Res.* 2003; 43:419-30.

- Shaw AJ, Collins MJ, Davis BA, et al. (2008). Corneal refractive changes due to short-term eyelid pressure in downward gaze. *J. Catar. Refr. Surg.* 34:1546-1553.

- Sing G, Chalfin SA. (2000). A complication of scleral expansion surgery for treatment of prebyopia. *Am. J. Ophthalmol.* 130:521-523.

- Smirnov MS. Medición de las aberraciones de frente de onda en el ojo humano. *Biophysics.* 1962; 6:776-779.

- Stachs O, Martin H, Kirchhoff A, et al. Monitorizando la función del músculo ciliar acomodando utilizando ultrasonido en tres-dimensiones. *Graefe's Arch.* 2002; 240:906-912.

- Stark LR, Lee RS, Kruger PB, et al. Acomodación a simulaciones de desenfoque y aberración cromática en presencia de desalineación cromática. *Vis. Res.* 2002; 42(12):1485-1498.

- Stark LR, Kruger PB. Rucker FJ, et al. Potential signal to accommodation from the Stiles-Crawford effect and ocular monochromatic aberrations. *J. Modern Optics.* 2009; 56(20):2203-2216.

- Sterner B, Gellerstedt M, Sjöström A. La amplitud de acomodación en niños de 6-10 años - ¡no tan bueno como se esperaba! *Ophthalmic. Physiol. Opt.* 2004; 24(3):246-251.

- Stewart RE, Margaret Woodhouse J, Trojanowska LD. En foco: El uso de gafas bifocales en niños con síndrome de Down. *Ophthalmic. Physiol. Opt.* 2005; 25(6):514-522.

- Stewart RE, Woodhouse JM, Cregg M, et al. Asociación entre exactitud de acomodación, hipermetropía y estrabismo en niños con síndrome de Down. *Optom. Vis. Sci.* 2007; 84(2):149-155.

- Stirn Kranjc B. Anomalías oculares y enfermedad sistémica en el síndrome de Down. *Strabismus.* 2012; 20(2):74-77.

- Strenk SA, Semmlow JL, Strenk LM, et al. Age-related changes in human ciliary muscle and lens: a magnetic resonance imaging study. *Invest. Ophthalmol. Vis. Sci.* 1999; 40:1162-1169.

- Strenk SA, Strenk LM, Guo S. Magnetic resonance imaging of aging, accommodating, phakic, and pseudophakic ciliary muscle diameters. *J. Cataract Refract. Surg.* 2006; 32:1792-1798.

- Sturm JC. Dissertatio de presbyopia et myopia. Altdorfi. 1697.

- Subramanian A, Pardhan S. Repitibilidad de los índices de habilidad de lectura en sujetos con dificultades visuales. *IOVS.* 2009; 50(8):3643-3647.

- Tamm S, Tamm E, Rohen JW. Cambios relacionados con la edad del músculo ciliar humano. Estudio morfométrico cuantitativo. *Mech. Ageing Dev.* 1992; 62(2):209-21.

- Tonekaboni K, Whitsett AJ. La IOL, horizon: Lentes intraoculares acomodativas. *Optometry.* 2005; 76:185-190.

- Törnquist G. Acomodación en monos: Algunos aspectos farmacológicos y fisiológicos *Acta Ophthalmol (Copenh).* 1967; 45(3):429-60.

- Troilo D, Nickla D, Wildsoet C. Cambios en el grosor coroidal durante el crecimiento alterado del ojo y el estado refractivo en primates. *IOVS.* 2000; 41:1249-1258.

- Tscherning M. Óptica Fisiológica (C. Weiland, Trans. First edition. pp 101-106, 171-189). Philadelphia: The Keystome. 1900.

- Tsiaras WG, Pueschel S, Keller C, et al. Ambliopía y agudeza visual en niños con síndrome de Down. *BJO.* 1999; 83(10):1112-1114

- Tsilimbaris MK, Plainis S, Tontos C, et al. Agudeza visual normal distante, intermedia y cercana en la presbyopia estimulada. *IOVS.* 2011; 52:eAbstract 2833.

- Tsorbatzoglou A, Németh G, Math J, Berta A. (2006). Pseudophakic accommodation and pseudoaccommodation under physiological conditions measured with partial coherence interferometry. J. Cat. Refract Surg. 32:1345-1350.
- Tsukamoto M, Nakajima K, Nishino J, et al. (2000). Accommodation causes with-the-ruel astigmatism in emmetropes. Opt. Vis. Sci. 77:150-155
- V Graefe. Presbicia: Causa y tratamiento. *Arch Ophthalmol.* 1860; 7:150.
- Van den Brink G. (1962). Measurement of the geometrical aberrations of the eye. Vision Res. 2(7-8):233-244.
- Vilupuru AS, Glasser A. (2005). The relationship between refractive and biometric changes during Edinger-Westphal stimulated accommodation in rhesus monkeys. *Exp. Eye Res.* 80:349-360.
- von Helmholtz H. (1855). Weber di acomodaticio des auges. *Albriche Ron Grajees Arch Kelvin Ex Ophthalmol.* 1:1–74.
Waite JH, Beetham WP. (1935). The visual mechanism in diabetes mellitus (a comparative study of 2002 diabetics, and 457 non-diabetics for control). *N. Engl. J. Med.* 212:367-379.
- Walsh G, Charman WN. (1989). The effect of defocus on the contrast and phase of the retinal image of a sinusoidal grating. Oph. *Physiol. Optics.* 9(1):398-404.
- Wallman J, Wildsoet C, Xu A, et al. (1995). Moving the retina: Choroidal modulation of refractive state. Vision Res. 35:37-50.
- Walls GL. (1942). The Vertebrate Eye and its Adaptative Radiations. Bloomfield. Hills, Mich.
- Walsh G, Charman WN, Howland HC. (1984). Objective technique for the determination of monochromatic aberrations of the human eye. *J. Opt. Soc. Am. A Opt. Image Sci.* 1(9):987-992.
- Walsh G, Charman WN. (1985). Medición axial de la aberración de frente de onda del ojo humano. *Ophthalmic Physiol. Opt.* 1985; 5(1):23-31.
- Webster MA, Georgeson MA, Webster SM. Neural adjustement to imagen blur. Nat. Neurosci. 2002; 5:839-40.
- Werner L, Pandey SK, Izak AM, et al. Opacificación capsular después de la implantación experimental de una nueva lente intraocular acomodativo en ojos de conejo. *J. Cataract Refract. Surg.* 2004; 30:1114-1123.
- Western MA, Georgiano MA, Western SM. (2002). Neutral ajustadament to imagen blusa. *Nature Neurociencia.* 2002; 5:839-40.
- Wilson D. (1973). A centre for accommodative vergence motor control. *Vis. Res.* 13:2491-503.
- Wilson BJ, Decker KE, Roorda A. (2002). Monochromatic aberrations provide an odd-error cue to focus direction. *J. Opt. Soc. Am.* 2002; 19(5):833-839.
- Wold JE, Hu A, Chen S, et al. Medición subjetiva y objetiva de la amplitude acomodativo humana. *J. Cataract. Refract. Surg.* 2003; 29(10):1878-1888.
- Woodhouse JM, Meades JS, Leat SJ, et al. Acomodación reducida en niños con síndrome de Down. *IOVS.* 1993; 34(7):2382-2387.
- Woodhouse JM, Cregg M, Gunter HL, et al. El efecto de la edad, tamaño de la Diana y factores cognitivos en la respuesta acomodativo de niños con síndrome de Down. *IOVS.* 2000; 41(9):2479-2485.
- Wyatt HJ. Aplicación de un modelo matemático simple de la acomodación al ojo envejecido (inglés). *Vis. Res.* 1993; 33(5-6):731-8.
- Yang Q, Rasmussen SA, Friedman JM. Mortalidad asociada con el síndrome de Down en USA desde 1983 a 1997: Estudio basado en la población. *Lancet.* 2002; 359(9311):1019-1025.
- Yasuda A, Yamaguchi T, Ohkoshi K. Cambios en la curvatura corneal en la acomodación. *J. Cataract Refract. Sur.* 2003; 29:1297-1301.
- Young T. Sobre el mecanismo del ojo. *Philos. Trans. R. Soc. Lond.* 1801; 91:23-88.
- Yuan JP, Peng J, Yin K, et al. Potential health-promoting effects of astaxanthin: a high-value carotenoid mostly from microalgae. *Mol. Nutr. Food Res.* 2011; 55:150-165.
- Zhu X, Park T, Winawer J, et al. En cuestión de minutos, el ojo puede saber que camino recorrer (inglés). *IOVS.* 2005; 46:2238-41.